原水文化

全彩圖解

保健事典

白內障・青光眼

守護視力的眼睛保健知識&診治新知

監修

東京齒科大學水道橋醫院眼科教授

宮島弘子 Bissen

林慧雯 ◎譯

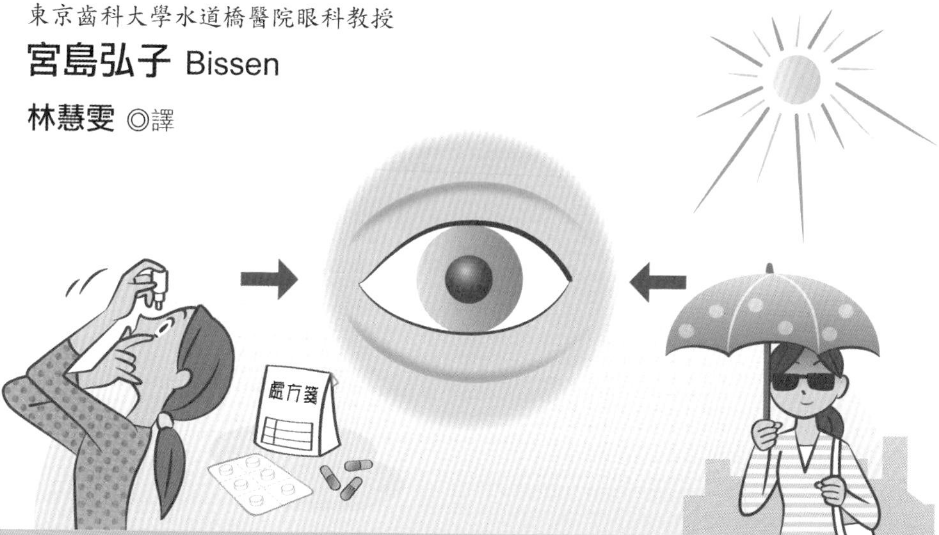

ウルトラ図解 白内障・緑内障

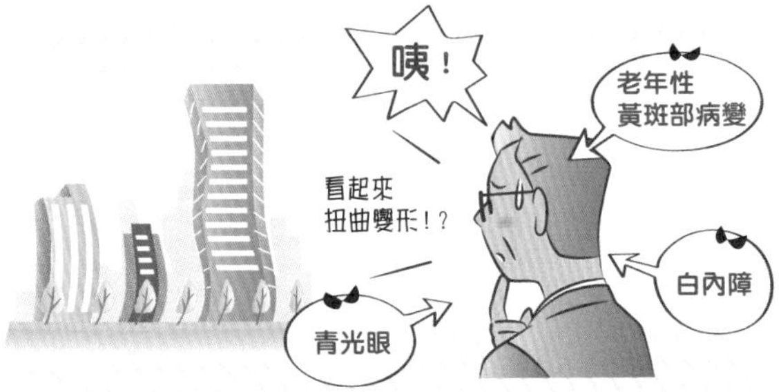
咦！
老年性
黃斑部病變
看起來
扭曲變形！?
白內障
青光眼

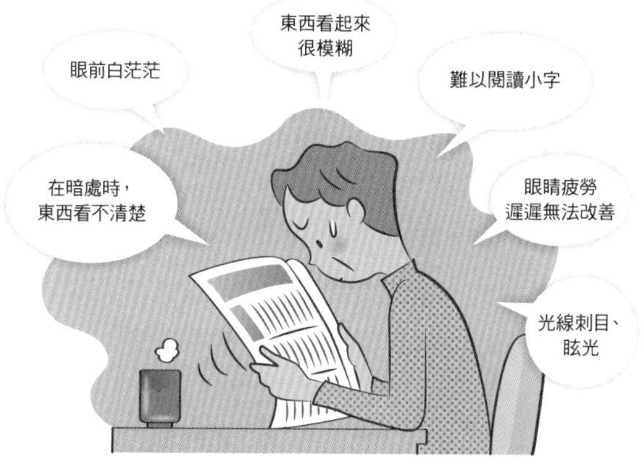

眼前白茫茫
東西看起來很模糊
難以閱讀小字
在暗處時，東西看不清楚
眼睛疲勞遲遲無法改善
光線刺目、眩光

第2章 白內障的成因與最新治療 057

日常生活……

解決不適的症狀

在日常生活中多花點心思，盡量避免照射紫外線，若會感到眩光則應配戴太陽眼鏡

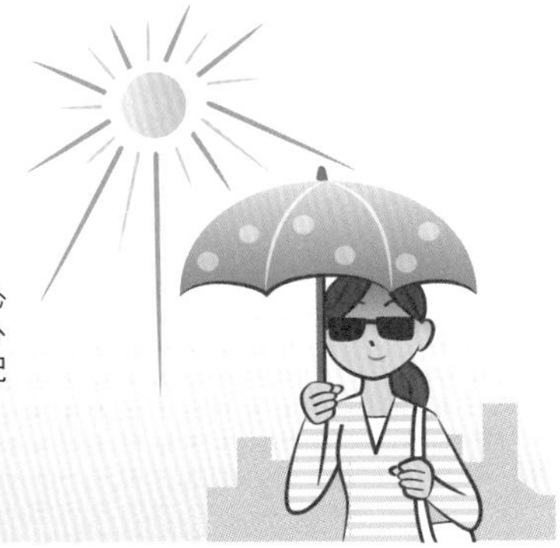

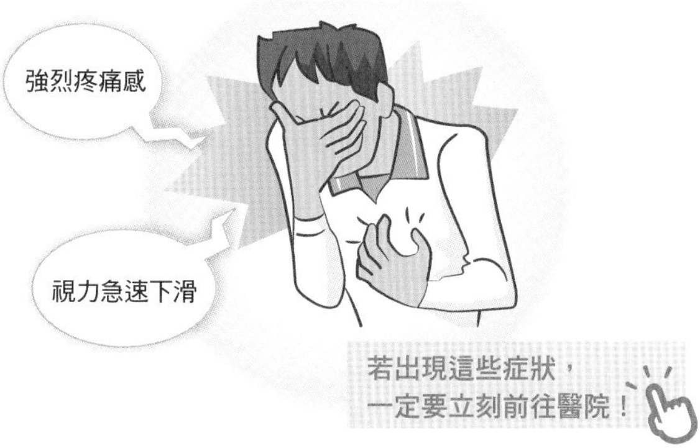
強烈疼痛感
視力急速下滑
若出現這些症狀，
一定要立刻前往醫院！

第3章 青光眼的成因與最新治療 091

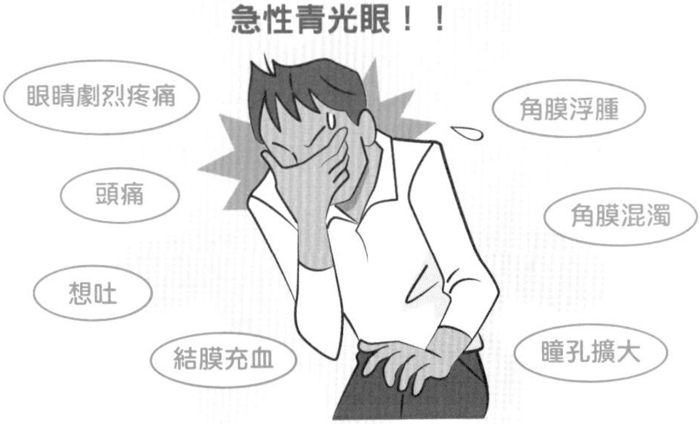

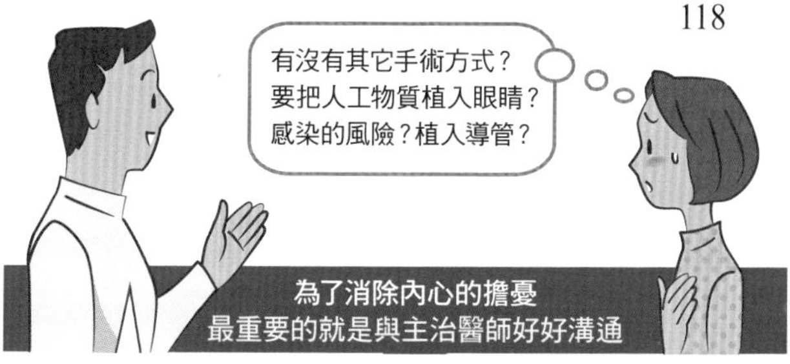
有沒有其它手術方式？
要把人工物質植入眼睛？
感染的風險？植入導管？
為了消除內心的擔憂
最重要的就是與主治醫師好好溝通

消除眼睛疲憊的好方法

例 使用毛巾

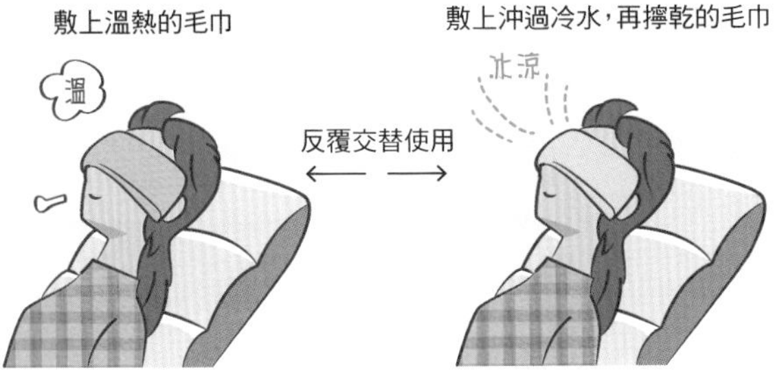

敷上溫熱的毛巾
溫
反覆交替使用
敷上沖過冷水，再擰乾的毛巾
冰涼

例 使用蓮蓬頭

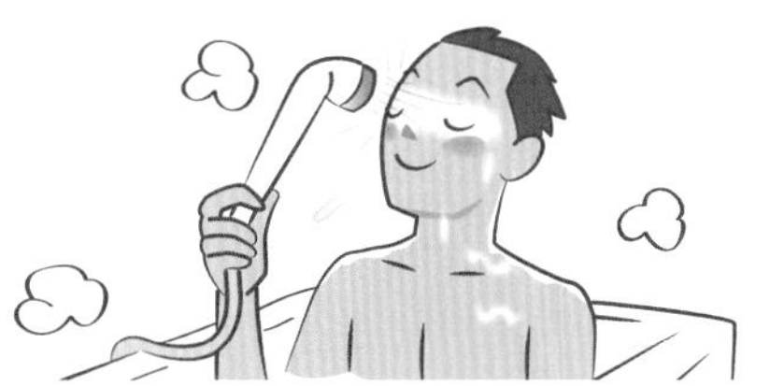

推薦序

對抗惡視力，預防勝於治療

前中華民國眼科醫學會理事長
濰視眼科總院長
——翁林仲

白內障是失明的第一大主因，但是一般人在現代的科技中，治療效果非常好；反觀第二大主因的青光眼，因為不易察覺這眼睛的隱形殺手，往往發現時已相當嚴重。作者選擇這兩樣最重要的視力障礙，以深入淺出的文字圖解，讓讀者能輕鬆閱讀，但印象深刻的記好眼睛結構、疾病原因、預防治療方法……等，真的是每人都用得到的眼睛保健事典！

白內障過去幾乎是老年人的專屬疾病，但是現在許多40、50歲的人就有的早發性白內障，不可不注意。白內障的視力模糊，有許多不同的表現，有的是暗的時候模糊，有的是亮的時候模糊，有人有雙影，有人近視在短期內加深很多……，這些都是因為混濁的部位、程度、病因而有的差異，經過眼科醫師詳細檢查後，都可以一清二楚。

至於白內障手術的時機是許多人關心的課題，作者在日本的建議是開車族視力0．7、不開車族0．5就該考慮手術；台灣健保署規定的最佳矯正視力時機，則是視力0．4或以下就可以手術，所以每個人的時機不同，影響到生活、安全則是最重要的判斷基準。

而白內障的手術方法，除了書中所說最普遍的超音波乳化囊外摘除手術之外，因應最新功能性人工水晶體的發展，以及一些複雜難開白內障的需要，近來雷射輔助超音波乳化手術，也越來越受到重視和普及；水晶體方面，台灣和日本一樣，健保給付相當不錯的單焦人工水晶體，若是工作生活有特別的需要，或是眼睛屈光系統有特別的考量，那麼非球面、防藍光、散光、多焦點、延伸景深焦距……等自費人工水晶體，則提供民眾更多的選擇。但是請謹記，不是最貴的就是最好的，適合你的才是最好的！這些請跟檢查及手術的醫師好好溝通討論之後，再做明智的決定。

台灣的青光眼人口應該超過40萬人，其中約四分之一小於50歲，青光眼會引起視野的縮小或缺損，但初期往往不影響視力，所以不容易早期發現。為了能及早診斷，強烈建議40歲以上，每年至少到眼科做一次眼睛健康檢查；至於有高度近視、心血管疾病、糖尿病、家族史的高危險族群，更建議30歲以後，每半年至少做一次眼科檢查。

許多人以為只有眼壓高才是青光眼，不知道還有正常眼壓、甚至低眼壓青光眼，所以眼科醫師除了檢查眼壓、隅角鏡、眼底神經、視野之外，還會用新型的眼睛光學電腦斷層來檢查視神經纖維層的厚度和萎縮程度，這些都可以幫助及早正確診斷青光眼。

青光眼的治療方法，大家都很清楚是眼藥水、雷射和手術。眼藥水方面，除了書中詳細說明的五、六大項之外，近來最新加上一氧化氮在最強的前列腺素衍生物中，也有激酶抑制劑的開發；藥物方面的副作用，最怕的是心血管和呼吸疾病等的影響，所以請務必要告訴眼科醫師全身性疾病及所服用的藥物，以避免各種可能的降眼壓藥副作用。

青光眼手術也有許多新的進展，除了小樑切除術、切開術、濾過管手術之外，最近的微創青光眼ＭＩＧＳ支架手術有長足的進展，約有一半的人在手術過後不用再點或減量點降眼壓藥水。

大家都知道預防勝於治療，良好的工作環境、生活環境、規律的飲食營養習慣非常重要。白內障除了減少紫外線、紅外線的傷害之外，適量補充維生素Ｃ、減少３Ｃ的使用還是關鍵。至於青光眼，則是要定期檢查、避免高度近視、減少生活壓力、避免白內障過熟、甚至有研究指出要注意睡眠呼吸中止症候群、缺血缺氧變化……等等，都是我們每一個人要正視的預防之道！

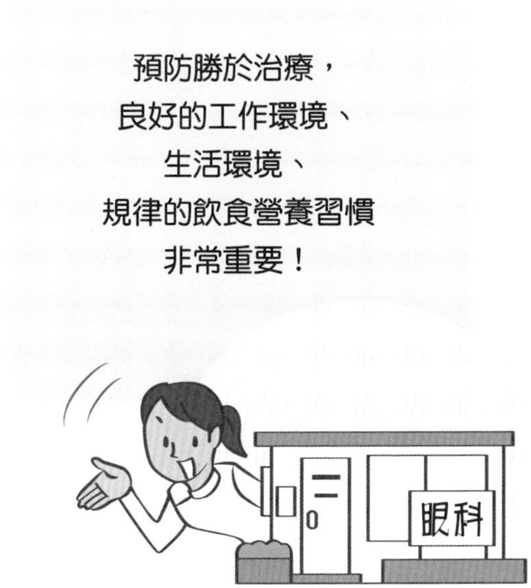
預防勝於治療，
良好的工作環境、
生活環境、
規律的飲食營養習慣
非常重要！
眼科

前言

守護一輩子的清晰視野、過著舒適安心的生活

早上醒來後，你做的第一件事是什麼呢？想必一定是先張開眼睛看看周遭事物吧！

我們從起床到就寢的這段時間，都不停地使用雙眼度日。據說人類有80～90％的外部資訊都是依靠視覺獲得。

但是在現代社會，無論是電視、電腦、平板、手機等電子設備的使用時間都越來越長，對眼睛造成的負擔越來越重。再加上隨著年齡增長，煩惱「視線模糊」、「眼睛容易疲勞」等問題的人並不在少數。

在看似微不足道的小困擾下，卻很有可能隱藏著白內障、青光眼等疾病而不自知。過了40歲之後，每20人就有1人罹患青光眼；過了70歲之後更有一半的人都會罹患白內障。而青光眼正是造成日本人後天失明的首要原因。

就算沒有真的失明，只要視力一旦受損，生活絕對會產生很大的變化，之後人生也會受到不少影響。白內障、青光眼是後果非常嚴重的疾病，而且隨著年齡增長，每個人都有可能罹患白內障、青光眼。

不過，大家不必因此陷入恐慌。最重要的就是早期發現、早期治療。只要越早開始治療，就越有可能可以保住視力。

千萬不要以為「自己已經上了年紀」、「生病也是沒辦法的事」而放棄治療，請與主治醫師一起努力治療吧！

在本書中，將從眼睛構造、看見外界的機制等基本知識開始詳細介紹，並說明引起白內障、青光眼的原因、最新治療法、眼睛保養法，以及在日常生活中必須注意的地方。

希望這本書可以多少幫助到已經出現白內障、青光眼症狀的人、或是有點擔心眼睛症狀的人，維持清晰的視野、過著愉快舒適的生活。

東京齒科大學水道橋病院 宮島弘子
眼科教授 ——Bissen

Note

試著觀察自己
是否有以下症狀

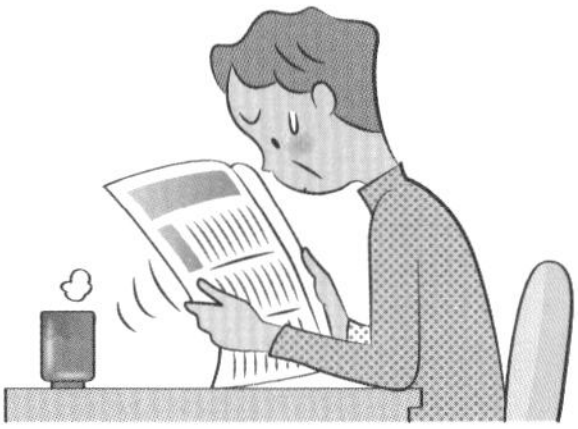

- ☐ 1. 東西看起來很模糊
- ☐ 2. 難以閱讀小字
- ☐ 3. 眼睛疲勞遲遲無法改善
- ☐ 4. 光線刺目、眩光
- ☐ 5. 眼前白茫茫
- ☐ 6. 在暗處時，東西看不清楚

要注意！
以上都是白內障的
自覺症狀！

第1章

看不清楚、看不見眼睛出現異狀該怎麼辦？

本章將詳細說明負責看見外界的眼睛構造、眼睛的異狀、白內障、青光眼的警訊，以及在眼科會進行的檢查。

眼睛是負責收集資訊的珍貴器官

眼睛具備各式各樣的功能

我們人類為了要生存下去，必須避開危險、判斷哪些是可以食用的食物、區分敵人與朋友，因此發展出視覺、聽覺、嗅覺、觸覺、味覺等「五感」。為了讓感覺更靈敏，藉由眼睛、耳朵、鼻子等感覺器官將外界的刺激判讀成資訊。而視覺是其中最重要的感覺，據說人類有80～90％的外界資訊是藉由視覺獲取。那麼，為了「看見事物」，眼睛會發揮什麼樣的功能呢？

眼睛是專門接受光線刺激的器官。將光線處理成資訊的眼睛，具有3種功能。

第1種是捕捉明亮度、也就是明暗差異的功能，一般稱之為「光覺」。

第2種是從光線資訊中判斷物品形狀的功能，一般稱之為「形態視覺」。

第3種是「色覺」，也就是判斷物品顏色的功能。

接著，讓我們來思考看看為什麼會有兩隻眼睛呢？眼睛是「同時視」的器官，左右兩眼同時各自捕捉具有些微差異的影像，稱之為「雙眼視功能」。大腦會將兩隻眼睛各自獲得的不同影像合而為一，藉此掌握事物，這個功能稱之為「融合」。從這兩個影像、以及融合這兩個影像的功能中，我們可以得到「立體感」及「遠近感」。那麼，眼睛是怎麼接受光線的呢？接下來就來看看眼睛的構造吧！

眼睛有這麼多種功能！

眼睛是將「光線刺激」處理成資訊的器官

從光線資訊中獲得的3種功能

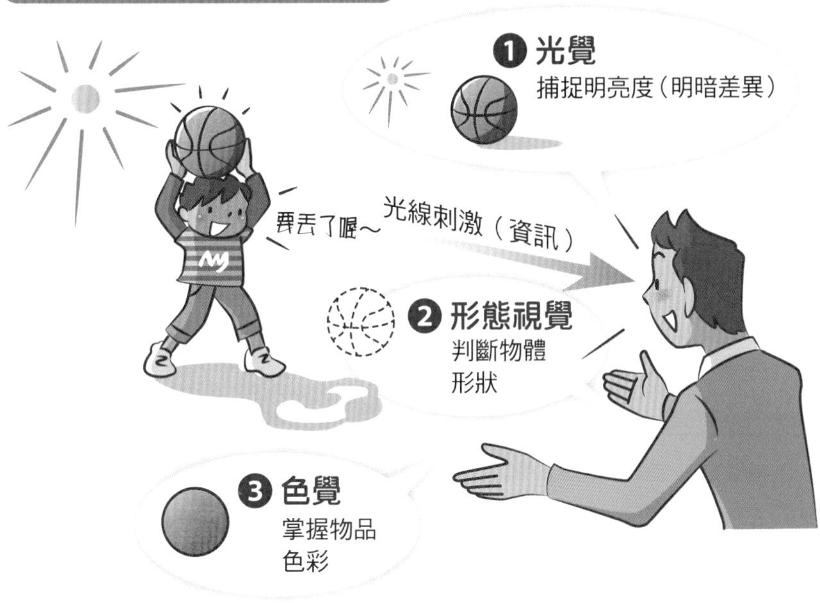
❶ 光覺
捕捉明亮度（明暗差異）
要丟了喔～
光線刺激（資訊）
❷ 形態視覺
判斷物體
形狀
❸ 色覺
掌握物品
色彩

兩眼並視的3個功能

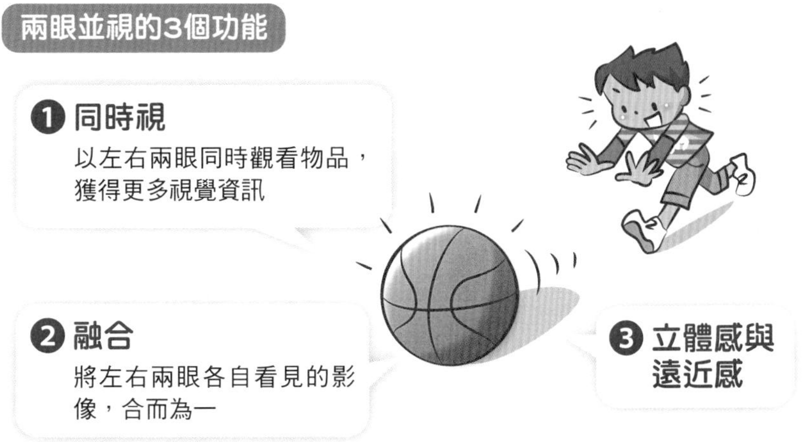
❶ 同時視
以左右兩眼同時觀看物品，
獲得更多視覺資訊
❷ 融合
將左右兩眼各自看見的影
像，合而為一
❸ 立體感與
遠近感

眼睛是以什麼樣的機制將光線處理為資訊的呢？首先就先來了解眼睛的構造吧！

眼睛可以大致區分為「眼球」、「視神經」與「附屬器官」。眼球就是所謂的眼珠子，也是「眼睛的本體」，可以捕捉從外界進入眼球的光線。眼球會將獲得的資訊傳送給視神經，視神經位於眼球底層、呈現束狀，與大腦相連結。眼睛的附屬器官則有眼瞼、淚腺、結膜等，位於眼球周圍，能讓眼球正常發揮功能。

眼球是直徑約24公厘的球體，外側由3層膜覆蓋，最外側是厚度0．5～1公厘的「鞏膜」、也就是所謂的「眼白」部分，保護著整顆眼球。在鞏膜之內的是名為「脈絡膜」的一層黑色薄膜，可以預防光線從瞳孔以外的部位侵入眼球。脈絡膜中含有許多微血管，最內側的是「視網膜」，視網膜上連結著視神經，是專門負責捕捉光線資訊的組織。

在3層薄膜的內側是「玻璃體」，裡面充滿著凝膠狀物質。從正面看眼球，會看到有一個部位沒有包覆3層薄膜，那就是所謂的「黑眼珠」，黑眼珠是光線進入眼球的入口。而負責保護黑眼球、接觸外面空氣的是名為「角膜」的透明組織，角膜內部則包覆著負責發揮凸透鏡作用的「水晶體」。角膜與水晶體之間是被稱之為眼房的空間，填滿了名為房水的透明液體。此外，水晶體外側是名為「虹膜」的環狀肌肉。「黑眼珠」的棕色部分可以伸縮，藉此改變瞳孔的大小。

眼睛的構造

眼睛大致可區分為「眼球」、「視神經」、「附屬器官」等3個部位

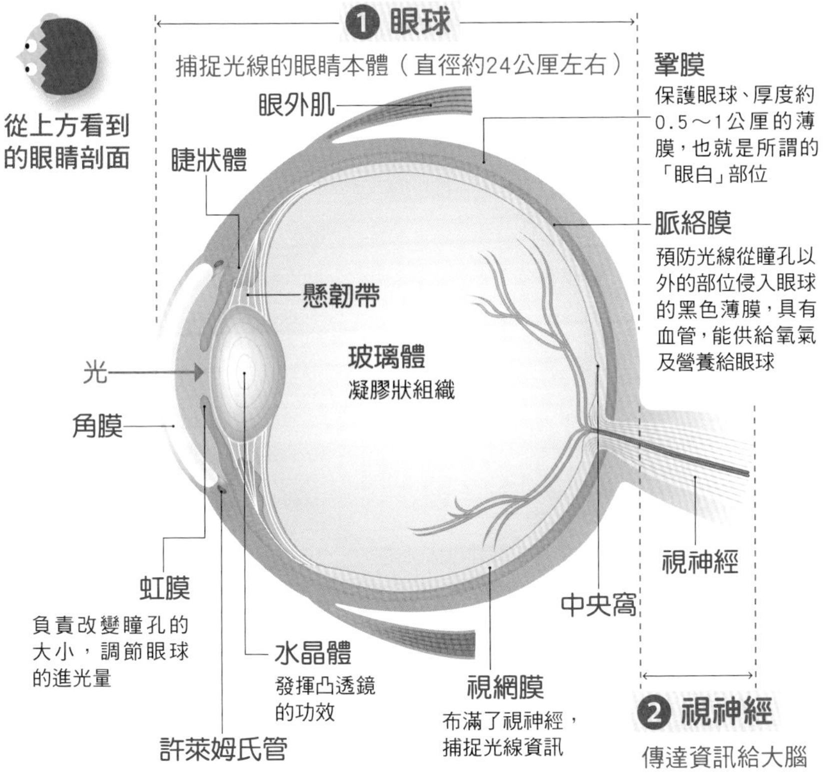

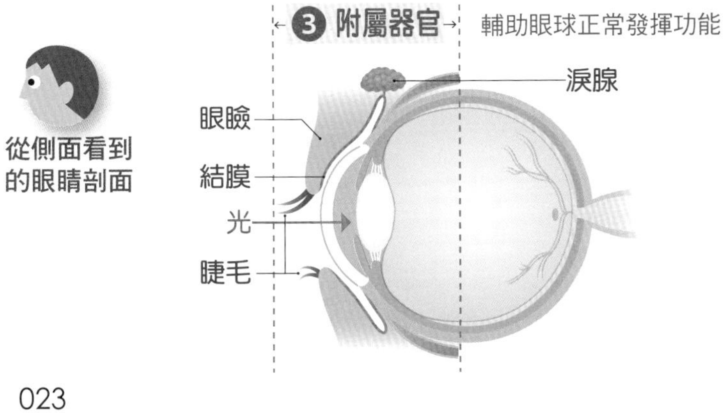

眼睛是專為「看見」事物而生的生物相機

為了「看見」事物，人體必須捕捉進入眼睛的光線資訊，再傳達給大腦。

眼睛的運作方式與相機非常類似。負責按下快門的是眼瞼。張開眼睛時，光線就會進入眼睛。此時，負責控制光圈的是虹膜。虹膜會配合外界的明亮度伸展或縮小，改變瞳孔的尺寸。在陰暗的地方瞳孔會擴張，到了明亮的地方則會縮小，將眼睛的進光量調整為最適合的程度。

虹膜內側是名為睫狀體的肌肉，支撐著水晶體。眼睛在看事物時，睫狀體會發揮功能，改變水晶體的厚度。這麼一來，光線的曲折就會改變，將外界進入的光線剛好對焦在視網膜上，而視網膜就像是相機中的底片。視網膜上的視覺細胞會感知到通過角膜、水晶體、玻璃體的光線，再透過視神經將光線資訊傳送到大腦。

當屈光率的調節情形不佳時，就算光線從外界進入眼睛，也無法在視網膜上順利對焦。這種情形我們稱之為「屈光異常」，若焦點落在視網膜前方就是「近視」、焦點落在視網膜後方就是「遠視」。此外，作為透鏡的角膜與水晶體一旦歪斜，導致對焦的位置不只1處，這樣的狀態就是「散光」。隨著年齡增長，水晶體會漸漸失去彈性，變得無法妥善調節光線曲折，使得眼睛難以看見事物，這就是「老花眼」。

用語解說　屈光率　光線從角膜進入眼球時前進方向會有所改變，屈光率就是顯示曲折比例的數值。數值越高，就代表曲折的比例越高。

眼睛看見事物的機制，與相機極為相似

相機的機制

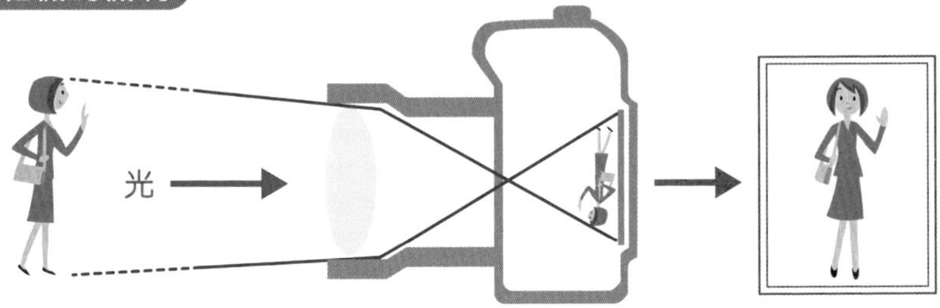

快門（眼瞼）▶ 光圈（虹膜）▶ 鏡頭（水晶體）▶ 對焦裝置（睫狀體）▶ 底片（視網膜）

眼睛的機制

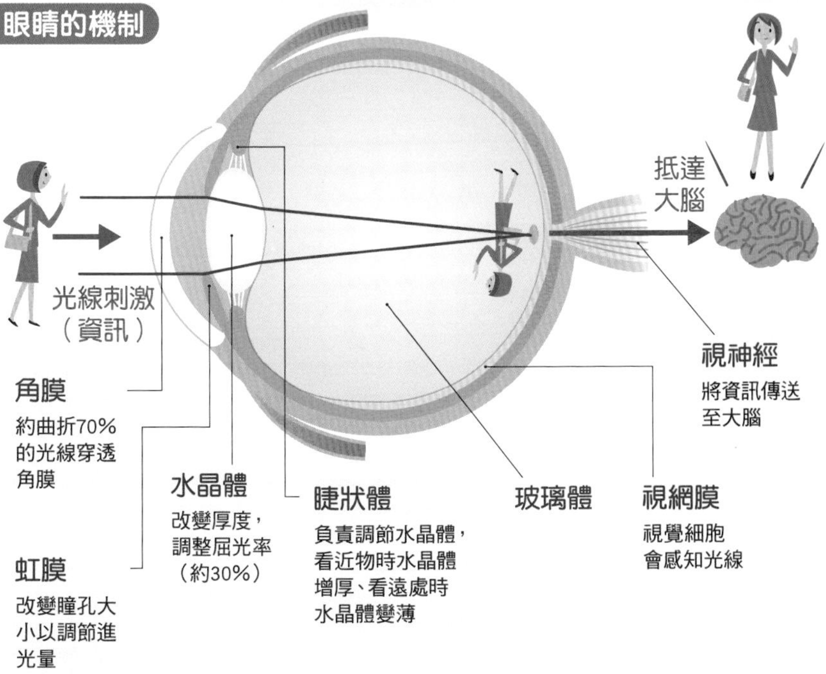

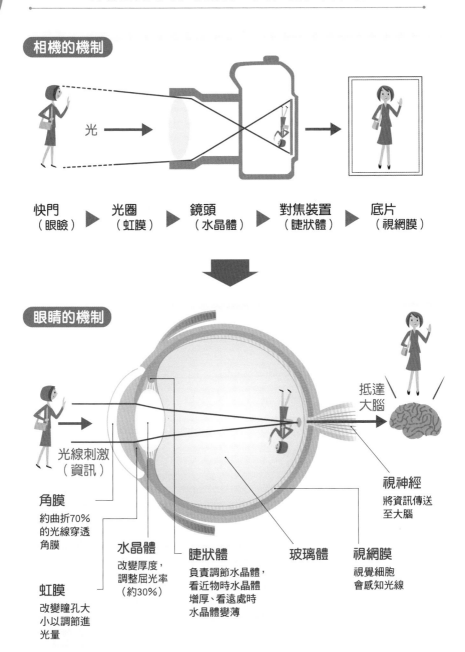

我們的身體在活動時需要營養才能轉化成能量，而為了使用能量則必須要有氧氣。眼睛在看事物時，當然也需要氧氣及營養。將氧氣及營養輸送至整個眼球的是附著於眼球深處的中心視網膜動脈及中心視網膜靜脈中的血液。中心視網膜動脈及中心視網膜靜脈各自連接著脈絡膜的微血管，供給營養及氧氣，接著再負責排出老廢物質。脈絡膜的厚度約0．3公厘，整個脈絡膜充滿著微血管，為視網膜供應營養及氧氣。不過，眼球中的無色透明組織——玻璃體、水晶體及角膜中並沒有血管。

負責將氧氣及營養輸送至這些組織的是房水。房水是睫狀體分泌出的透明液體。角膜與水晶體、睫狀體之間的空間，我們稱之為眼房。不過，眼房被虹膜一分為二，虹膜與角膜之間是眼前房、虹膜內側則是眼後房。睫狀體分泌出的房水，會先供給至眼後房，再從虹膜中央流到眼前房。接著再從角膜與虹膜邊界處的小孔「許萊姆氏管」排出。在這段房水流動的過程中，房水會供應水晶體等組織所需的氧氣及營養，再回收並排出老廢物質。

不僅如此，房水還有一個很重要的任務，那就是藉由填滿眼房，給予整個眼球適當的壓力（眼壓），讓眼球保持圓形。房水的這套供應與排出系統會保持著絕佳的平衡，但要是因為某些原因而無法好好運作，就會導致眼壓過高，成為引發「青光眼」的重要因素（請參考P94）。

為眼睛輸送氧氣及營養的血液及房水

血液的路線

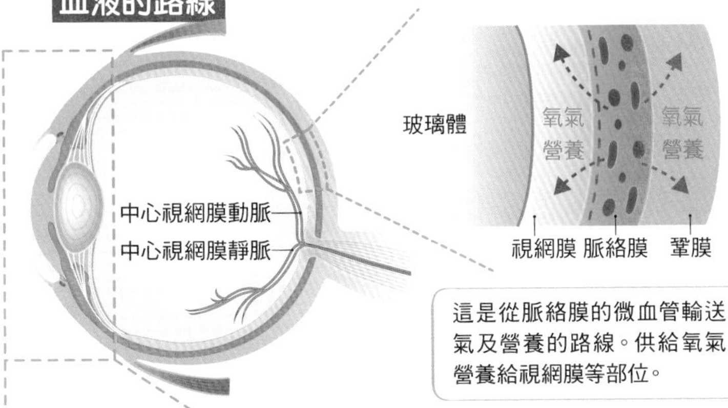

這是從脈絡膜的微血管輸送氧氣及營養的路線。供給氧氣及營養給視網膜等部位。

房水的路線

玻璃體、水晶體與角膜中並沒有血管。
由房水負責將氧氣及營養輸送至這些組織

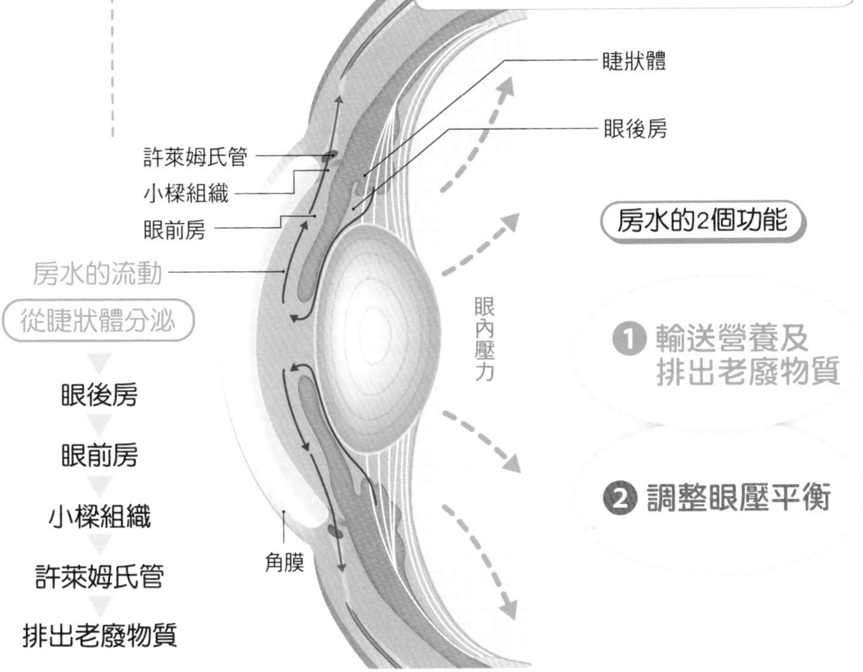

隨著年齡增長、眼睛會越來越疲累

長期持續運作的眼睛，問題會悄悄找上門來

據說人類有80～90％的外界資訊都是依靠視覺獲得，眼睛就是如此持續不停地運作。現在，電腦與手機已經是生活中不可欠缺的必備物品，因此眼睛的操勞更是不言而喻。大多數人都有眼睛不適的困擾，像是「看不清楚」、「視線模糊」、「對焦需要一段時間」等等。此外，由於眼睛也是人體的器官之一，不可避免地會隨著年齡增長而功能衰退；有些眼睛疾病也很容易隨著年齡增長而發生。其中，最具代表性的就是「白內障」（請參考P58）、「青光眼」（請參考P92），以及「老年性黃斑部病變」。

老年性黃斑部病變是由於某些因素導致位於視網膜中心的黃斑部組織損傷，使得視野缺損的疾病。造成老年性黃斑部病變的原因主要有二，其中之一就是老化。黃斑部組織會因為老化而萎縮，造成視力受損，這類型的黃斑部病變稱之為「萎縮性」，病程進展比較緩慢，大多數為輕症。另一種則是視網膜上長出「新生血管」，由於新生血管容易破裂出血，使得視網膜腫脹、視網膜下方蓄積液體，導致視網膜無法正常發揮功能。這種黃斑部病變稱之為「滲出性」，病程進展快、很有可能導致失明，是一種非常可怕的症狀。

為了盡可能早期發現眼睛問題、早點開始接受治療，一定要先清楚掌握眼睛產生問題時的徵兆。

現代人的眼睛非常辛苦

有80～90%的資訊都是透過眼睛獲取，現代人的眼睛持續不停地努力運作，因此許多人都有眼睛不適的困擾

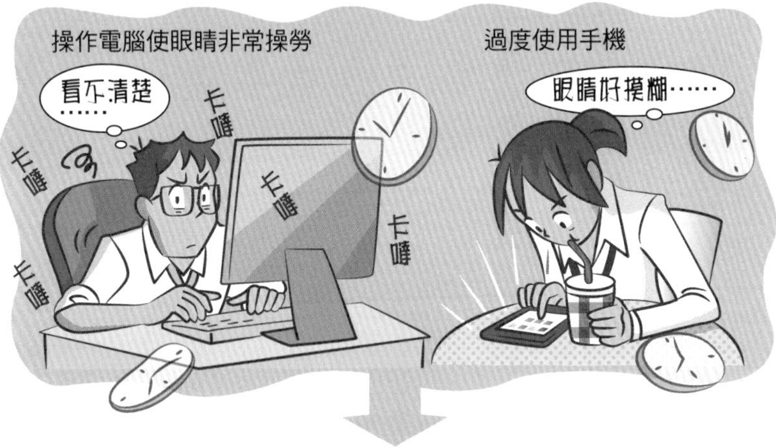
操作電腦使眼睛非常操勞
看不清楚……
卡噠
卡噠
卡噠
卡噠
卡噠
過度使用手機
眼睛好模糊……

其中，因「年齡增長造成功能衰退」而產生的眼睛疾病，
更是讓眼睛越來越不適的主因。
最具代表性的就是……

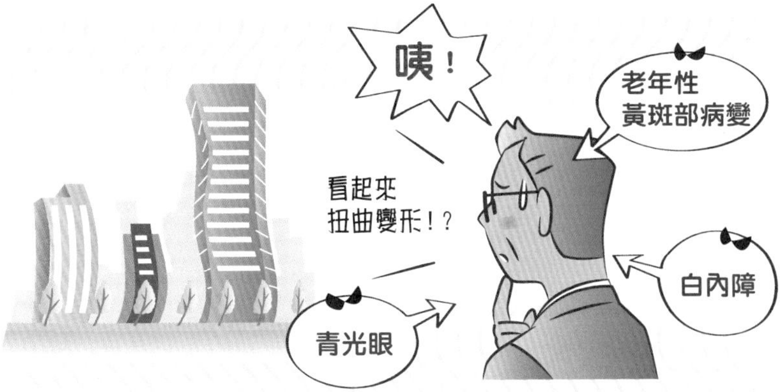
咦！
老年性
黃斑部病變
看起來
扭曲變形！？
白內障
青光眼

注意

眼睛一出現問題，最重要的就是早期發現、早期治療。因此關鍵就在於必須清楚掌握眼睛發出的徵兆

你的眼睛是否出現這些問題？

感覺視野異常

一旦發生眼睛疾病，最重要的就是早期發現、早期治療。如果產生以下列舉的視野異常情形，可能就是眼睛疾病的徵兆。尤其若同時伴隨著眼睛疲勞及視力下滑的情形更要特別注意。

・**東西看起來模糊不清**……一旦東西看起來變得模糊不清或像是覆蓋了一層薄霧，就是眼睛發出的徵兆，大部分是因為長時間看近物，睫狀體疲勞所引起的「眼睛疲勞」。不過，要是休息了一陣子依然沒有改善，除了可能是白內障或青光眼，也有可能是角膜、虹膜、水晶體、玻璃體、視網膜等部位出現了異常。若出現上述警訊依然繼續過度操勞雙眼的話，「眼睛疲勞」就會演變成慢性症狀，連帶引發肩頸僵硬、噁心想吐，甚至是「視網膜剝離」、「視網膜病變」，千萬不容輕忽。

・**東西看起來扭曲變形**……物品形狀看起來扭曲變形，例如原本是直線狀的柱子，看起來變成波浪狀等。雖然這樣的情形大部分是因為散光所引起，不過也有可能是老年性黃斑部病變等黃斑部疾病、視網膜剝離，或是因脈絡膜下蓄積液體所導致的「中心漿液性脈絡膜視網膜病變」等。

・**視野缺損**……有局部視野看不見，或是能看見的範圍變窄，稱之為「視野缺損」、「視野狹窄」。視野缺損有可能是因為青光眼、視網膜剝離、中心漿液性脈絡膜視網膜病變等眼睛疾病所引起。另外，視野缺損也有可能不是眼睛的問題，而是負責處理視覺資訊的大腦發炎或萎縮，導致視野異常。

各種可能產生的視野異常情形

視野異常1

◇ 物品模糊、霧化 ◇

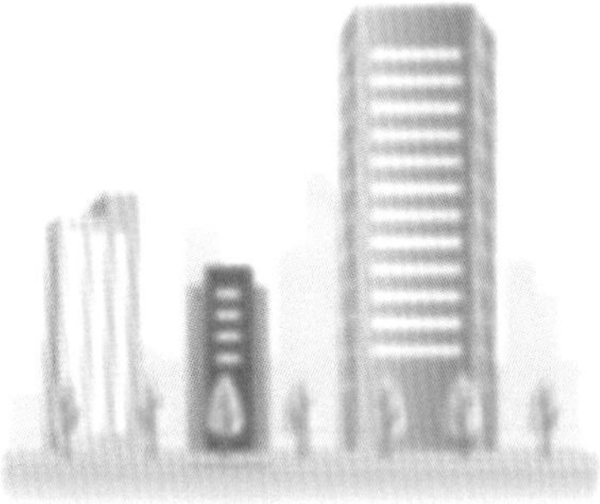

感覺就像籠罩在一片雲霧之中，眼睛難以對焦

◇ 物品扭曲變形 ◇

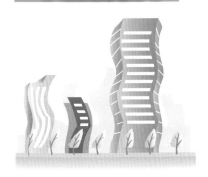

有局部視野看起來扭曲變形，直線變得歪斜、膨脹

◇ 有局部視野看不見、視野變窄 ◇

■ 視野狹窄 ■

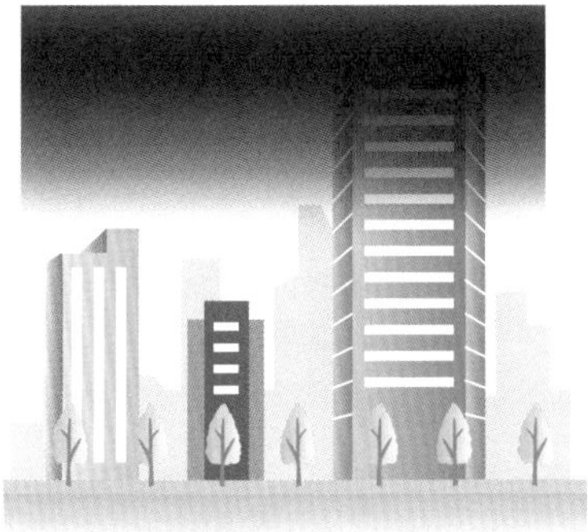

能看見的範圍變得比較小

■ 視野缺損 ■

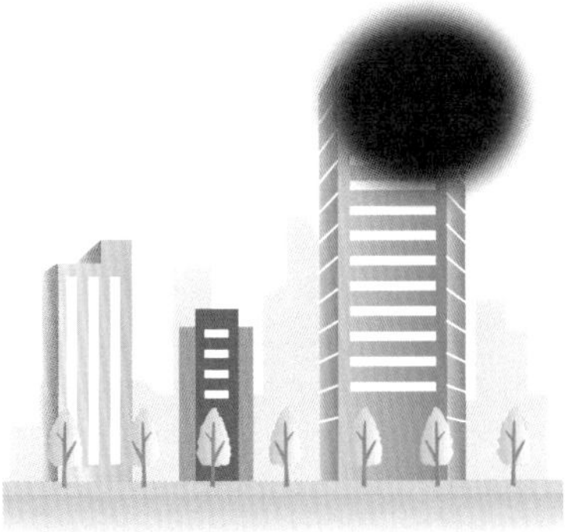

有局部視野看不到

用語解說 視網膜病變　因某些原因導致視網膜上的微血管受到損傷，使視網膜出現異常的疾病總稱。大部分的視網膜病變都會影響視覺，甚至可能導致失明。

◇ 閉眼時會看見光芒 ◇

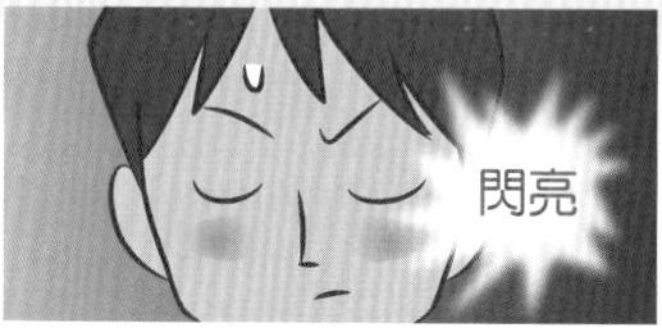

視野兩側出現光芒

可能是玻璃體異常等引起

◇ 看到黑點或線條在空中飛舞 ◇

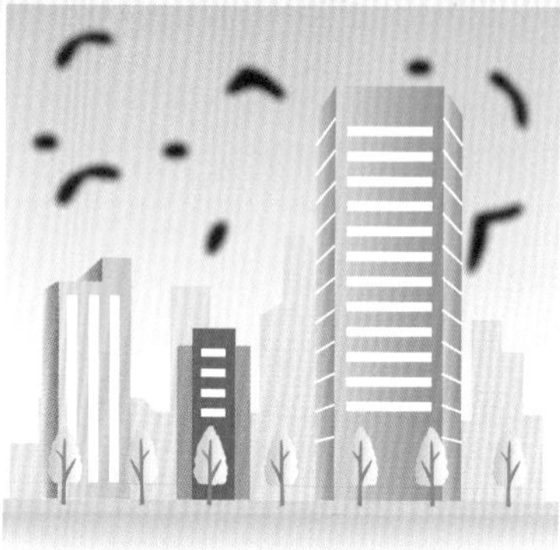

在視野中看到黑點或線條

可能是玻璃體異常
或視網膜剝離的前兆

◇突然眼前一暗 ◇

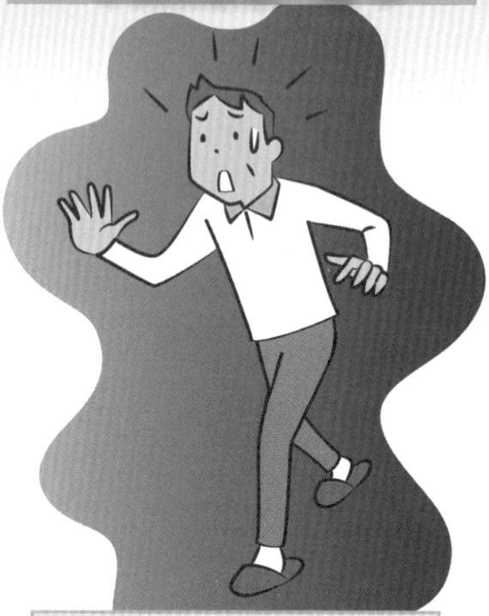

可能是視網膜的微血管
或腦部血管異常

注意

時常自我檢測單隻眼睛

人是藉由統整左右兩眼的視覺資訊來「看見」事物。因此，就算視野出現異常，大腦也會自動修正，讓人難以察覺眼睛出現狀況。請大家要時常自行確認單隻眼睛的視覺情形！

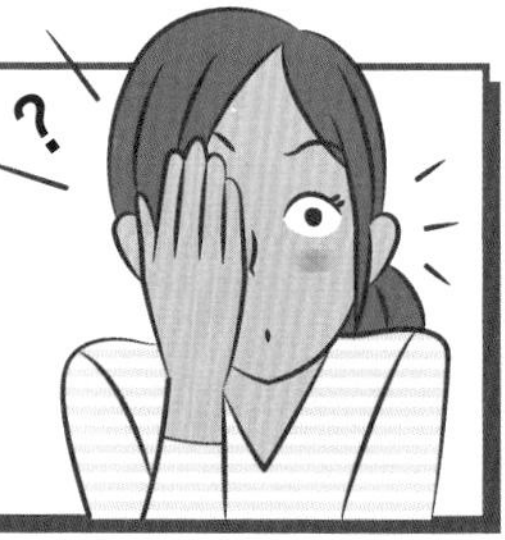

各種可能產生的視野異常情形

視野異常2

◇ 在光源周圍看見彩虹 ◇

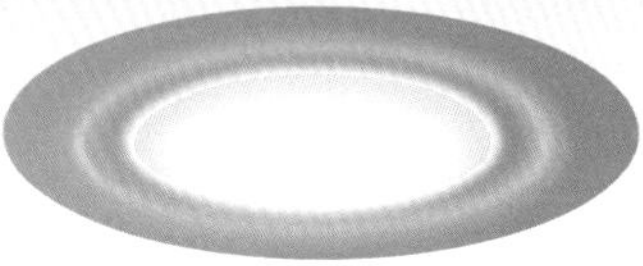

看到發光的物品時，會看見四周出現彩虹

可能是水晶體、角膜異常，或是青光眼

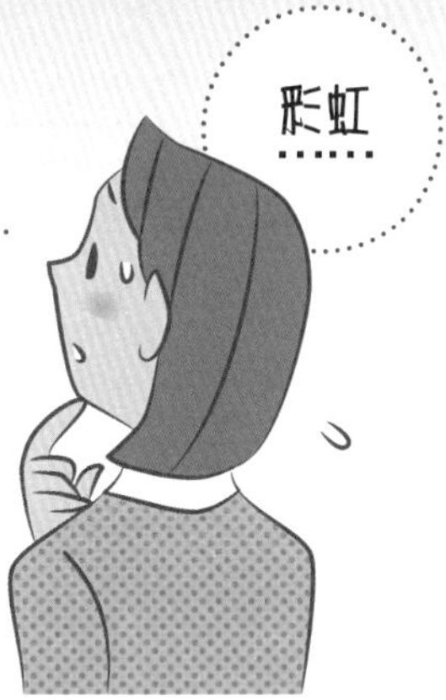

◇ 東西看起來有兩層疊影（複視）◇

■ 單眼複視 ■

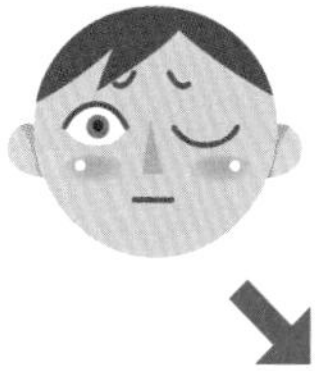

用單隻眼睛看也會出現疊影

可能是角膜、水晶體異常

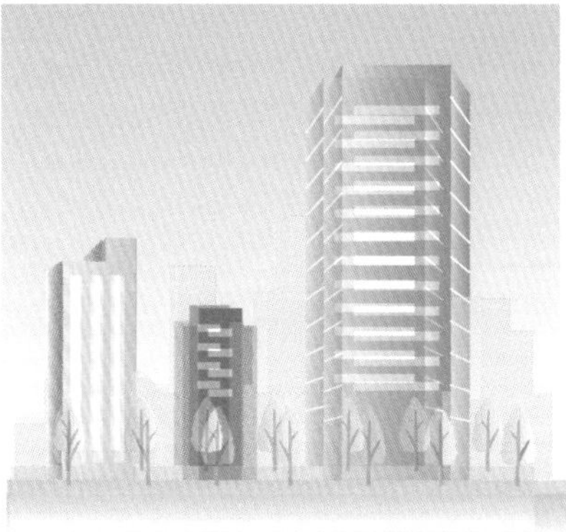

■ 雙眼複視 ■

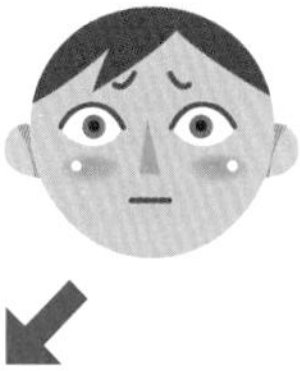

用雙眼看會出現疊影

可能是負責移動眼睛的肌肉出現異常

・**眼睛乾澀**……若是眼睛表面感覺很乾澀，可能是有小灰塵等異物進入眼睛，必須將其取出才行，但請不要直接用手指摩擦，避免直接接觸眼睛，因為可能會傷害到角膜與眼睛黏膜。此時可以多滴一點眼藥水或是在乾淨的水中眨眼，洗淨灰塵異物。若還是覺得有異物感或是眼睛充血的話，請盡快前往眼科就醫。另外，平時有配戴隱形眼鏡的人，若覺得眼睛乾澀，可能是隱形眼鏡上有髒污或配戴不正；當眼睛接近乾眼狀態時，淚水分泌量較少，也可能會導致隱形眼鏡對結膜造成刺激。

・**眼睛癢**……大部分是因為花粉症或過敏所造成的「結膜炎」，此外，也可能是因為濕疹、細菌・病毒感染所引起。

・**眼睛搔癢、眼睛周圍疼痛**……眼睛搔癢且伴隨著眼瞼或眼睛下方疼痛的話，就有可能是「麥粒腫」，也就是俗稱的「針眼」。若搔癢的同時，還出現眼睛紅腫的情形，則可能是鞏膜發炎所形成的「鞏膜炎」。不過，也有可能是風濕等自體免疫疾病或過敏，必須多加留意。

・**眼睛畏光疼痛**……最常見的原因是眼睛非常疲勞。像是通宵熬夜後，隔天早上會覺得陽光滲入雙眼、感覺刺痛不已。由於此時眼睛處於疲弱的狀態，應避免直射的陽光等強烈刺激，盡量趕緊讓眼睛獲得休息。要是休息後還是沒有改善，而且也想不出原因的話，則有可能是角膜、虹膜或睫狀體發炎，千萬別置之不理，請盡速就醫。

用語解說

針眼　在眼瞼出現的發炎性疾病總稱。當眼瞼出現紅腫情形時，只要戳破腫脹的部位使膿流出，約經過 4 ～ 7 天就能自然痊癒。

眼睛疼痛或搔癢

必須注意疼痛的方式、以及疼痛的部位

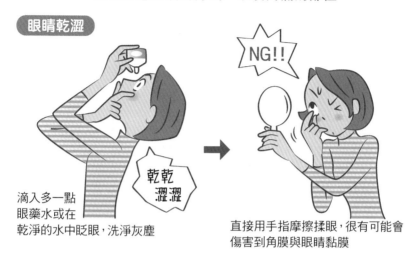

眼睛乾澀

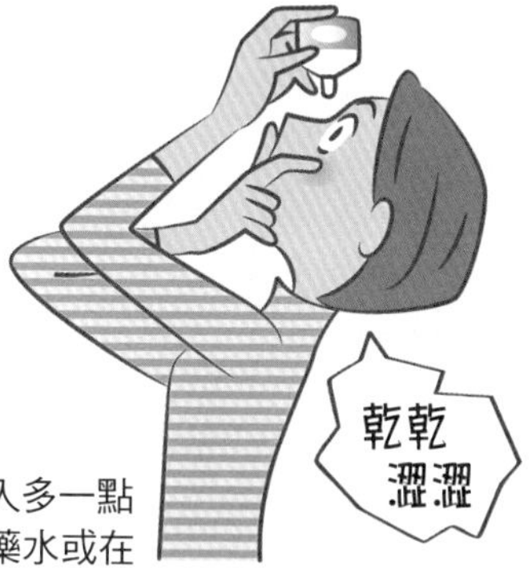

滴入多一點
眼藥水或在
乾淨的水中眨眼，洗淨灰塵

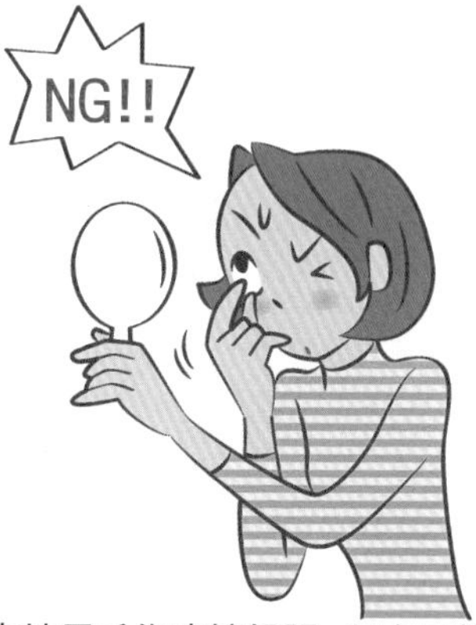

直接用手指摩擦揉眼，很有可能會
傷害到角膜與眼睛黏膜

刺眼、眼睛畏光疼痛

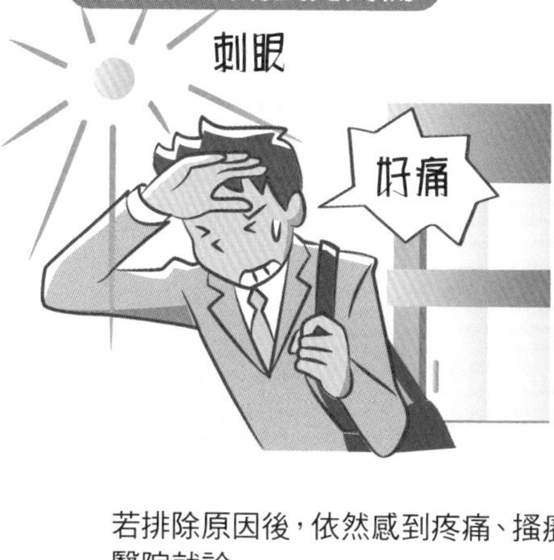

眼睛周圍疼痛或搔癢

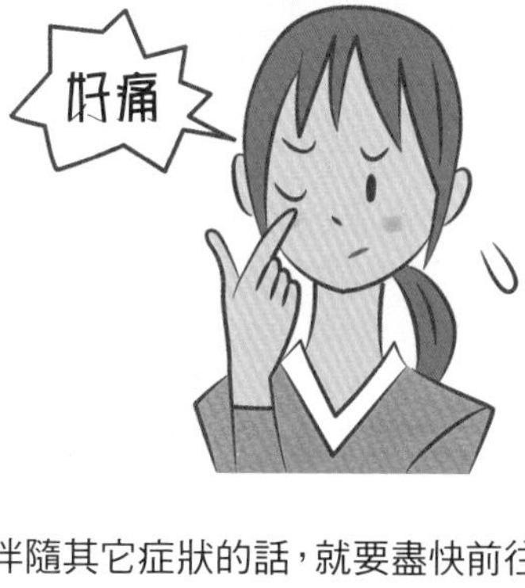

若排除原因後，依然感到疼痛、搔癢，或伴隨其它症狀的話，就要盡快前往醫院就診

> **注意**
> 若是眼睛突然產生劇烈疼痛，有可能是「急性青光眼（請參考P100、108）」的症狀或角膜受損。這種情況下一定要在48小時之內前往醫院，若是置之不理，很可能有失明之虞！

眼睛腫有2種情況，一種是包含眼睛周圍、整個眼睛都腫起來，另一種則是感覺眼球凸出來。

・**眼睛腫……**在哭泣、或是趴睡後所出現的眼睛腫，其實是很自然的現象。只要經過一段時間，就會自然消腫。通宵熬夜或長時間工作後，當眼睛極為疲倦時也可能會變腫。請大家盡量避免會對眼睛造成負擔的生活，如果真的得造成眼睛負擔，也請盡量安排休息時間，或是稍微按摩眼睛周圍，讓眼睛獲得休息。在長時間工作後要睡覺，讓眼睛好好獲得休息，這點非常重要。

如果找不出眼睛腫的原因，則可能是麥粒腫（針眼）、霰粒腫（瞼板腺囊腫）、結膜炎、眼瞼炎（眼瞼發炎）、細菌感染、過敏症狀等。尤其是伴隨著搔癢的情況，更有可能是發生了上述疾病。

・**看起來像是眼球凸出來……**並非整個眼睛腫起來，而是看起來只有眼球凸出來的話，稱之為「眼球凸出」。高度近視的人比較會出現這種情況。如果感覺是眼球突然變得凸出，有可能是「眼窩蜂窩組織炎」或「眼窩腫瘤」。眼窩蜂窩組織炎是負責安放眼球的眼窩發炎所引起的疾病；眼窩腫瘤則是眼窩中形成腫瘤，因而擠壓到眼球。此外，像是瀰漫性毒性甲狀腺腫等甲狀腺疾病，也會造成眼窩發炎，引起眼球凸起的症狀。要是發現眼球突然變得突出，就必須及早前往醫院接受精密檢查。

接著要說明的是關於眼睛充血的症狀。

有很多原因會使眼部周圍腫脹

原因❶ 眼睛疲勞

哭泣、趴睡、通宵熬夜或長時間工作後等眼睛非常疲憊時，眼睛就有可能會腫脹

原因❷ 細菌感染或過敏症狀

有可能是麥粒腫、霰粒腫、結膜炎、眼瞼炎、細菌感染、過敏症狀

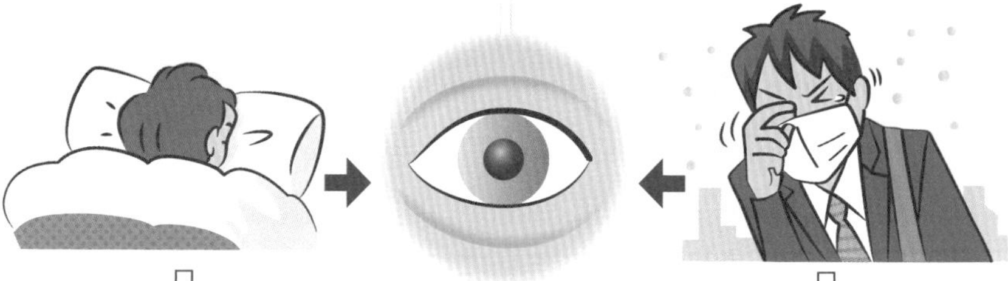

只要休息就能消除

前往眼科接受治療

原因❸ 眼球凸出

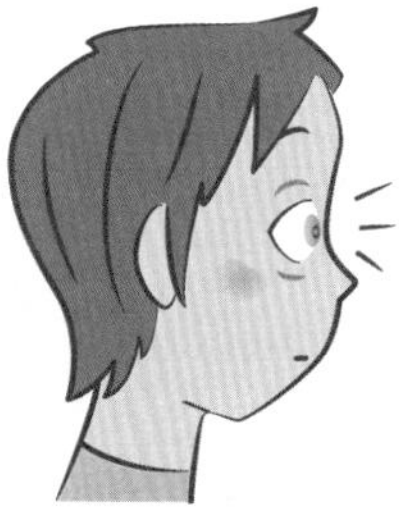

眼球感覺好像往前凸起，就是「眼球凸出」。

高度近視、眼窩蜂窩組織炎、眼窩腫瘤、瀰漫性毒性甲狀腺腫等疾病都有可能引起眼球凸出

必須接受精密檢查！！

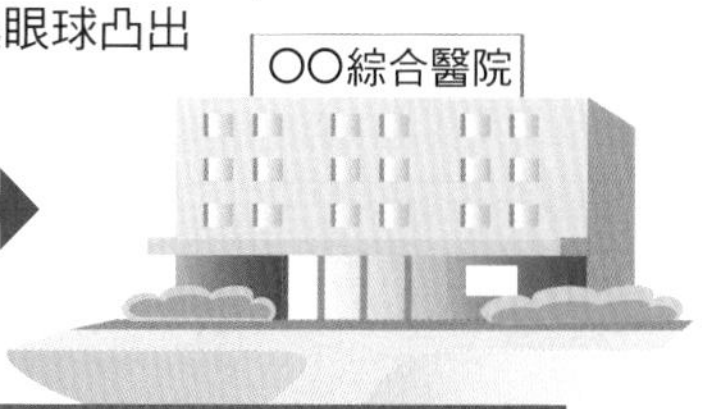

注意 這些症狀背後可能隱藏著重大疾病，一察覺異常就要立即就醫！

用語解說 瀰漫性毒性甲狀腺腫　由於免疫系統異常，導致跟身體新陳代謝相關的甲狀腺荷爾蒙分泌過度所引起的全身性疾病，會出現頸部腫大、心悸、手抖、情緒煩躁不安，還會使眼球往前凸起等，引發各種症狀。

眼睛紅、充血

所謂充血是指白眼球部分的血管擴張、看起來顯得滿眼通紅的狀態，常見於眼睛疲勞、或睡眠不足時。過敏、或異物進入眼睛造成刺激後，也會使眼睛充血，可說是經常在日常生活中發生的眼睛問題。不過，有時候也可能是嚴重眼疾的徵兆，應多留意充血部位，千萬別錯過眼睛發出的訊號。

・黑眼珠周圍出現強烈的泛紅……雖然整體而言並不是很紅，但黑眼珠周圍特別紅，離黑眼珠越遠、泛紅則漸漸變淡的狀態。如果掀開眼瞼觀察，裡面並不紅的話，可能是鞏膜、角膜、虹膜等部位發炎，可以推測是角膜炎、鞏膜炎、葡萄膜炎等。

・只有黑眼珠周圍泛紅……若是只有黑眼珠周圍泛紅的話，就是因為血管出血導致眼睛泛紅。這稱為結膜下出血，可能是因為跌倒或飲酒等各種原因所引起，幾乎大部分的情況下都能自然痊癒。不過，若是伴隨著搔癢、疼痛、發熱，而且症狀反覆出現的話，就必須懷疑可能是其它疾病。

・連眼瞼內部也大範圍泛紅……白眼球大範圍泛紅、或是連眼瞼內部都泛紅的話，最有可能是因為眼睛疲勞所導致充血。因通宵熬夜或用眼過度，導致眼睛極為疲勞，此時身體為了要消除眼睛疲勞，會自動供給眼睛氧氣與營養，這是自然的身體機制。還有一些情況是由於細菌或病毒感染而引起的發炎。

此外，空氣乾燥、或過度曝曬於陽光下，長時間配戴隱形眼鏡等，也都會對眼睛造成刺激而引起發炎。如果知道自己的眼睛為什麼會發炎，就請盡量避免接觸會引起眼睛發炎的原因。

眼睛充血

依充血部位不同，情況也有所差異

從黑眼珠周圍擴散開來	只有黑眼珠周圍	大範圍
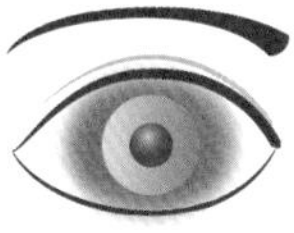	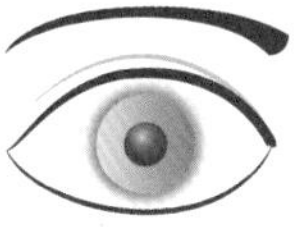	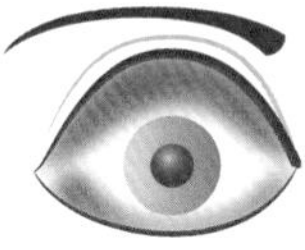
眼睛整體都很紅，尤其是黑眼珠周圍最紅，周圍則漸漸變淡	只有黑眼珠周圍泛紅	白眼球大範圍泛紅、連眼瞼內側也泛紅
原因	原因	原因
疲勞、睡眠不足等	飲酒、跌倒等	通宵熬夜或用眼過度。細菌、病毒感染。空氣乾燥、直射陽光、隱形眼鏡等造成的刺激
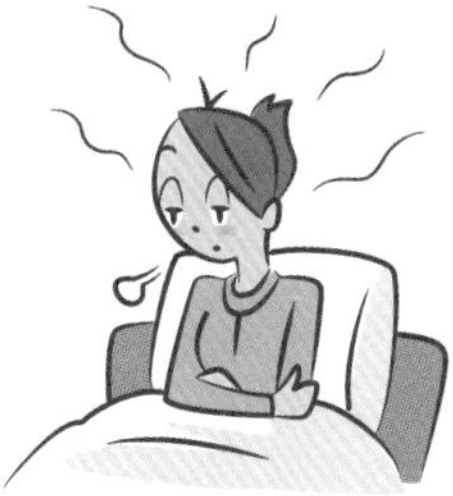	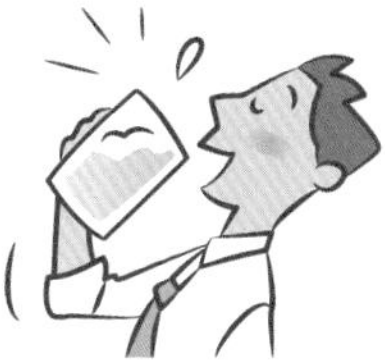	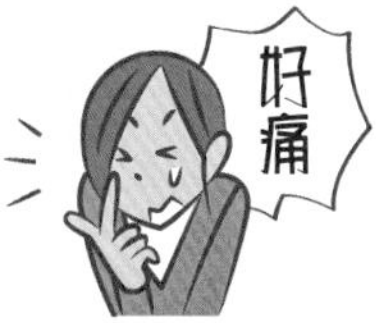
角膜炎、鞏膜炎、葡萄膜炎等	結膜下出血。若出現搔癢、疼痛、發熱，且症狀反覆出現的話，有可能是其它疾病！？	眼睛疲勞。此外，也可能是細菌、病毒感染，或因空氣乾燥、直射陽光、隱形眼鏡所造成的刺激

用語解說 結膜下出血　結膜的微血管破裂出血，使得白眼球部分呈現泛紅狀態。除了受傷、跌倒等原因之外，也可能是因為結膜炎、打噴嚏、咳嗽所引起。

眼淚、眼屎變多

眼睛一旦出現異常，經常會出現眼淚、眼屎變多的情形。眼淚是由上眼瞼靠外側的淚腺所分泌出的液體，藉由眨眼使眼淚擴散到整個眼球表面，接著流向眼頭附近，從淚點進入鼻淚管，再從鼻子或喉嚨排出。眼淚流動過程中，能滋潤眼球、使表面保持光滑，補充氧氣及營養，並洗淨老廢物質與灰塵等，身兼3重功效。眼淚也能預防病毒或細菌侵入。雖然眼睛會持續分泌眼淚，但約有10％會自行蒸發，其餘則會自動排出，因此通常眼淚不會從眼眶溢出。另外，眼屎則是由老舊的角膜與黏膜組織剝落後，與眼淚混合所形成。眼屎自然會形成一定的分量，不過，若眼屎量太多，則必須懷疑可能是眼睛發生問題。若是感覺眼淚與眼屎的情況跟平常不一樣的話，請盡速前往眼科就醫。

・**眼淚變多**……因為角膜炎、或細菌、病毒感染等所引起的結膜炎，造成眼淚分泌過多。此外，有乾眼症的人，眼睛比較容易受到刺激，眼淚的量可能反而會變多。

・**水狀眼屎增加**……若罹患病毒性結膜炎（紅眼症），會導致水狀眼屎增加。此時，眼瞼內部與結膜會呈現顆粒狀。

・**黃色眼屎**……當結膜充血、黃色眼屎增加時，就必須懷疑是細菌性結膜炎。通常是因為金黃色葡萄球菌、流感嗜血桿菌、肺炎鏈球菌等感染所引起，大部分會出現眼睛腫脹、搔癢、乾澀感等症狀。

・**黏稠的眼屎**……若是眼尾累積了黏稠的眼屎，就可能是慢性淚囊炎。當眼頭附近的淚囊被細菌感染時，就會引起慢性淚囊炎。

與眼淚、眼屎有關的眼睛疾病

眼淚、眼屎都是保持眼睛健康不可或缺的存在。不過，若是分泌量與平常不同，就必須多加留意

眼淚流經的路線

淚腺→眼球→淚囊→鼻淚管→鼻腔

眼屎流經的路線

眼球→眼頭→體外

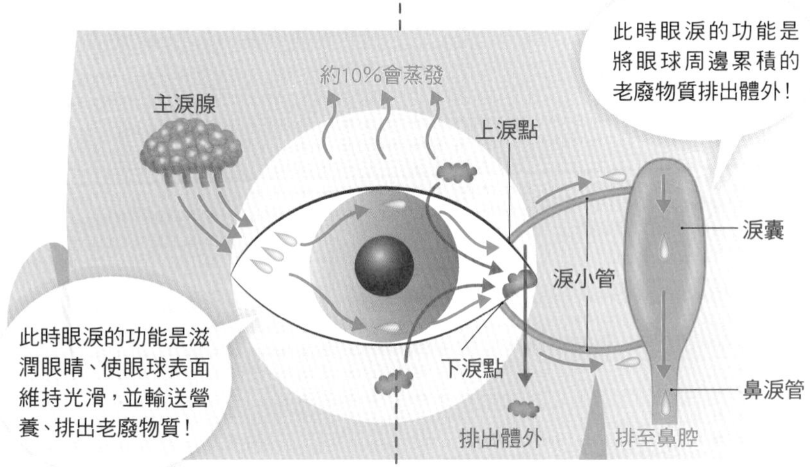
此時眼淚的功能是將眼球周邊累積的老廢物質排出體外！
約10%會蒸發
主淚腺
上淚點
淚囊
淚小管
下淚點
鼻淚管
排出體外
排至鼻腔
此時眼淚的功能是滋潤眼睛、使眼球表面維持光滑，並輸送營養、排出老廢物質！

若是分泌出現異常……

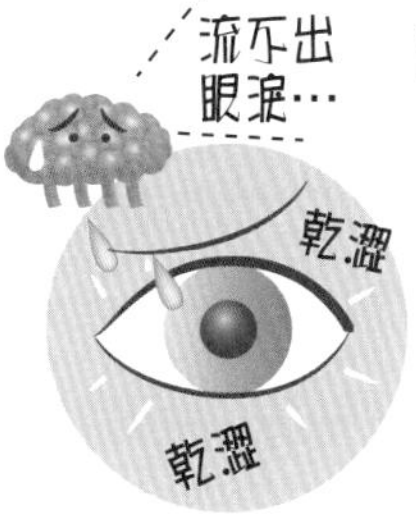
流不出眼淚…
乾澀
乾澀

▶眼淚分泌不穩

角膜炎、或細菌、病毒感染所引起的結膜炎，乾眼症等

▶水狀眼屎

●水狀眼屎增加
病毒性結膜炎（紅眼症）
●黃色眼屎
細菌性結膜炎
●黏稠的眼屎
慢性淚囊炎

用語解說 紅眼症　因病毒感染導致結膜發炎的疾病。又稱為病毒性結膜炎、流行性結膜炎。

發生白內障、青光眼時，眼睛會出現的徵兆

白內障的徵兆

眼睛發生的各種異常與不適，可能是眼睛疾病的徵兆。

白內障會花很長一段時間緩慢惡化，一開始幾乎不會有自覺症狀。而且，就算視力變差，也很容易會歸咎於「年紀大了」，如果有出現下列症狀，就要多加留意。白內障最具代表性的自覺症狀就是眼前白茫茫一片、東西看起來很模糊、難以閱讀小字，以及眼睛長期疲勞等。年輕時透明的水晶體，會隨著年齡增長慢慢變混濁，讓人變得漸漸看不清楚。

雖然老花眼也是因為年齡增長而看不清楚的眼睛疾病，但與白內障並不相同。相較於老花眼無法對焦於近處，白內障則是可以對焦，但彷彿眼前有一層薄霧般看不清楚。即使戴上了老花眼鏡，也無法改善白內障的視力。

此外，白內障在陰暗處容易看不清楚，在明亮的地方則會覺得光線刺眼、眩光，這是因為光線在眼睛內部散亂反射的緣故。若是白內障持續惡化，看東西時還會看到2、3層疊影。這則是因為水晶體變混濁，光線無法直接進入眼睛，使得視網膜上形成的影像模糊晃動。

若水晶體混濁的程度越來越嚴重，也會導致厚度增加，改變屈光率，讓人暫時比較看得清楚近物。當白內障發展到晚期，就連從外表直接看都可以看得出眼睛變白。

白內障的自覺症狀

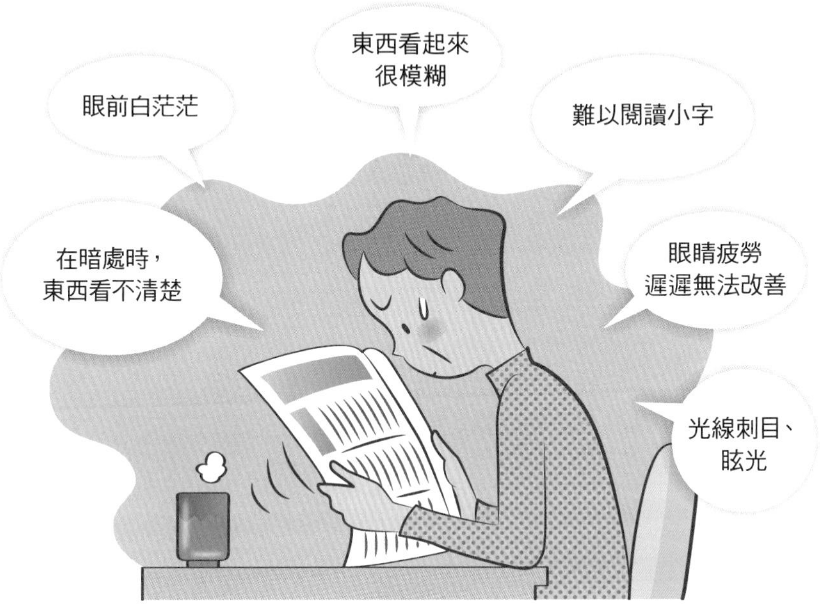

白內障惡化之後……

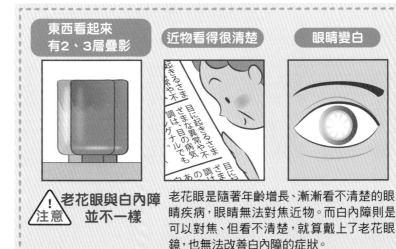

東西看起來有2、3層疊影

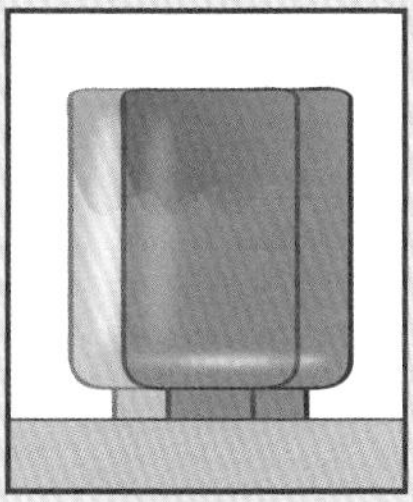

近物看得很清楚

眼睛變白

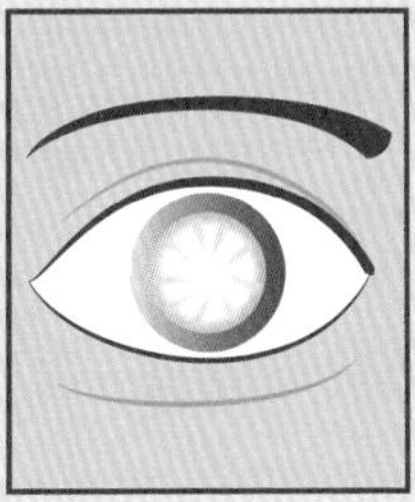

注意 老花眼與白內障並不一樣

老花眼是隨著年齡增長、漸漸看不清楚的眼睛疾病，眼睛無法對焦近物。而白內障則是可以對焦、但看不清楚，就算戴上了老花眼鏡，也無法改善白內障的症狀。

為了早期發現青光眼，就要先了解青光眼究竟有哪些自覺症狀呢？

事實上，青光眼幾乎沒有可以稱得上是徵兆的症狀。青光眼是一種視野會漸漸缺損、變窄的一種疾病，雖然偶爾也會出現頭痛或作嘔等情形，不過幾乎所有的情況下都不會有疼痛、搔癢或外表異常等自覺症狀。而且就算視野漸漸缺損，也很難令人察覺。

由於人類擁有左右兩隻眼睛，一隻眼睛的視野缺損部分，會由另一隻眼睛協助統合資訊，在大腦自動修正。因此，本人「看見」的影像中，有一段時間都不會出現缺損部分。而且，除了急性青光眼，一般的青光眼是會拖10年、20年慢慢惡化的疾病。就算已經產生視野缺損，也會因為已經習慣這樣的視野，導致很晚才發現。

那麼，該怎麼做才能發現青光眼呢？第一個步驟就是要經常以單隻眼睛看東西，確認單隻眼睛的視野情況。在大多數的情況下，視野缺損會從視野中有一個看不見的小點（暗點）開始惡化。很多人都是從單隻眼睛的視野中，從比鼻側、中央稍微高一點的位置開始出現缺損，也有些人是從視野外側開始出現缺損。在閱讀報紙或書籍時，比較容易發現視野缺損的症狀，因此請大家不妨經常試著用單眼閱讀，才能早日發現青光眼的症狀。

在日本，40歲以上，每20～30人當中就有1人罹患青光眼。過了40歲之後，就應該多留意自己是否出現青光眼的症狀（註：在台灣罹患青光眼人數已逾34萬人）。

青光眼的自覺症狀

青光眼是難以早期發現的疾病

為什麼呢？

1

初期幾乎沒有
可以自行察覺的症狀

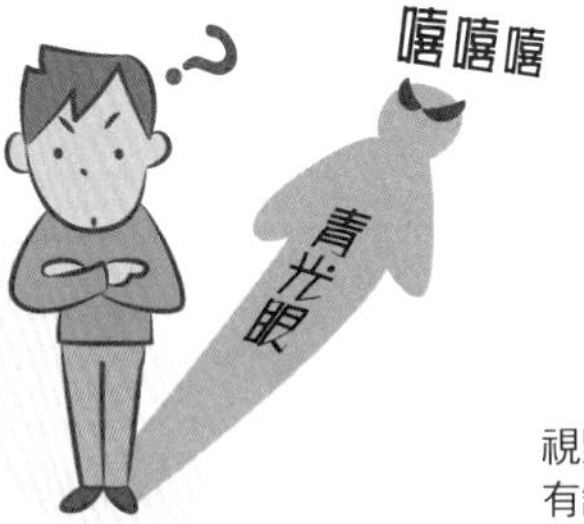

2

大腦會自動修正
單隻眼睛的視野缺損

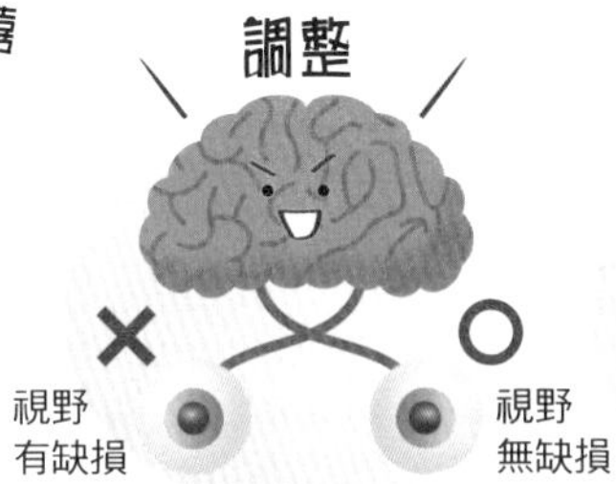

同時使用兩眼時，視野沒有缺損

3

惡化速度緩慢

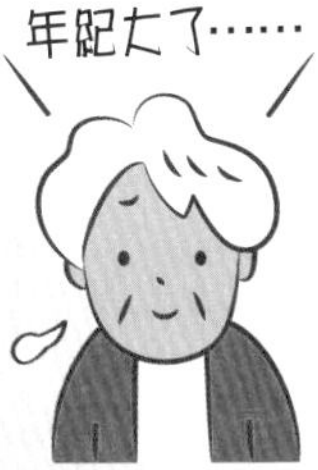

青光眼－早期發現的關鍵

以單隻眼睛閱讀書籍等

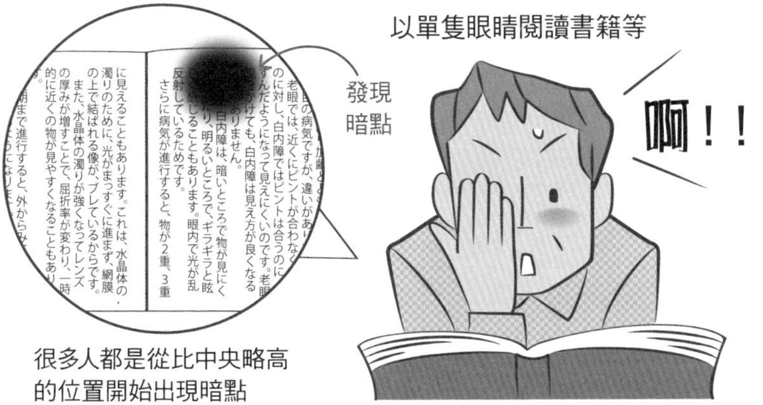

很多人都是從比中央略高
的位置開始出現暗點

注意 視野缺損部位會隨著青光眼惡化而漸漸擴散變大。早期發現非常重要！

眼睛之外的因素，也會引起眼睛問題

與身體疾病有關的眼睛異常

若是罹患了眼睛以外的其它身體疾病，也有可能會導致眼睛出現異常。最具代表性的疾病就是高血壓。高血壓並沒有自覺症狀，要是一直沒有發現，全身的血管都會受到損傷，也會對眼球的視網膜血管產生影響，一旦動脈硬化的情況惡化，就會導致血管破裂、從血管滲出血液形成「滲出斑」。由於醫師可以直接從瞳孔觀察到眼底的血管，因此可以從眼睛發現引起動脈硬化的危險因子高血壓。

此外，糖尿病也會造成血管阻塞、脆化，引起視力障礙。另一方面，腦部腫瘤也會引起視力障礙。大腦中形成的腫瘤若是壓迫到視神經等，就會出現視力下滑等情形，大多數人都會覺得眼前彷彿蒙上一層雲霧般看不清楚。若是壓迫到「枕葉視中樞」附近，能看見的範圍就會變窄，引起「視野狹窄」。當大腦血管阻塞引起腦中風時，也會出現視野異常的症狀。嚴重時甚至會造成左右兩眼分別發生單側的視野狹窄，稱為「同向性偏盲」。

屬於甲狀腺疾病之一的瀰漫性毒性甲狀腺腫，會造成眼睛好像往前凸起的「眼球凸出」，以及眼瞼肌肉收縮導致眼瞼看起來往上吊起的「眼瞼後縮」。另外，壓力也會造成眼睛腫脹、眼睛肌肉異常跳動、眼睛震動等症狀。

用語解說

枕葉視中樞　枕葉位於占了大部分區域的大腦後方。範圍在頭顱最後方，視覺中樞正位於枕葉。

身體的其它疾病也會引起眼睛異常……

會引起眼睛問題的疾病

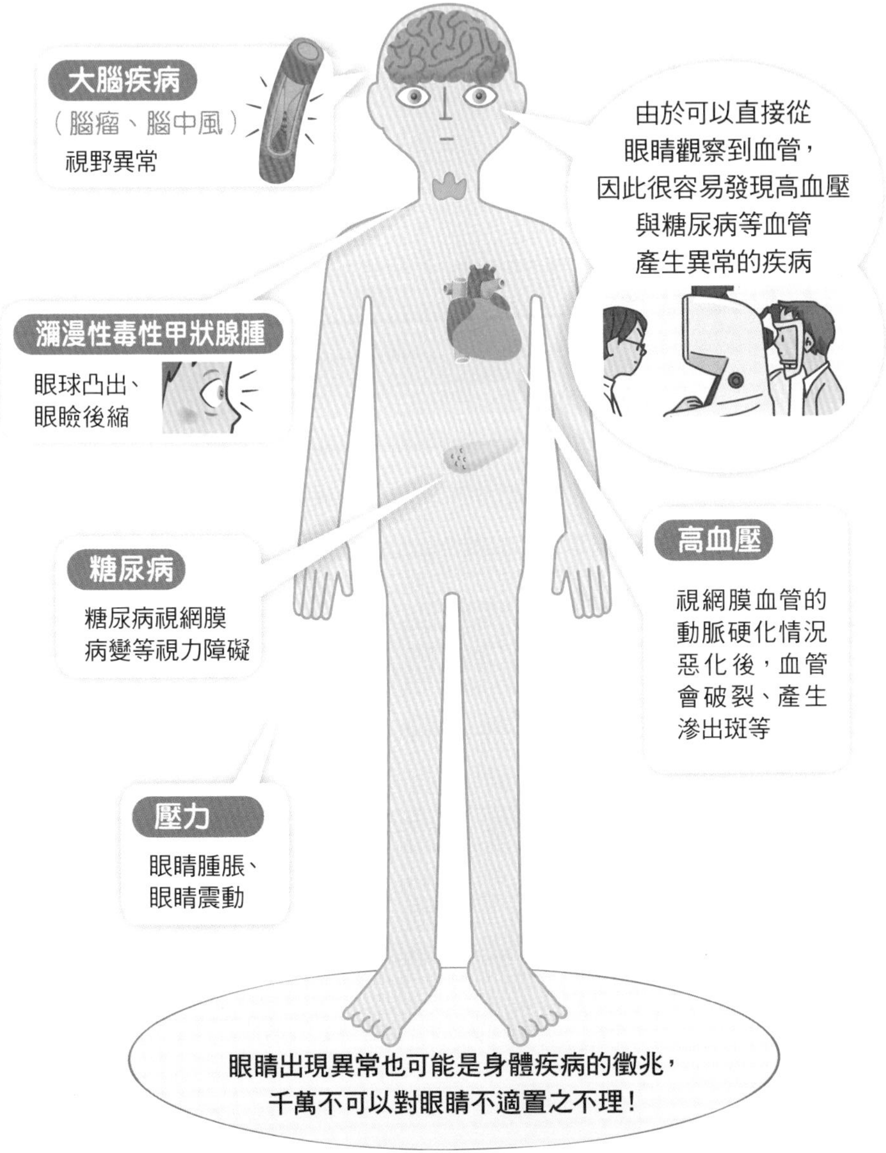
大腦疾病
（腦瘤、腦中風）
視野異常
由於可以直接從
眼睛觀察到血管，
因此很容易發現高血壓
與糖尿病等血管
產生異常的疾病
瀰漫性毒性甲狀腺腫
眼球凸出、
眼瞼後縮
高血壓
視網膜血管的
動脈硬化情況
惡化後，血管
會破裂、產生
滲出斑等
糖尿病
糖尿病視網膜
病變等視力障礙
壓力
眼睛腫脹、
眼睛震動
眼睛出現異常也可能是身體疾病的徵兆，
千萬不可以對眼睛不適置之不理！

眼睛一出現異常就必須接受檢查

第一要務就是前往眼科就診

只要一感覺眼睛出現任何異常或異樣感，就應盡速前往醫院就診。在前一節中介紹了可能會出現眼部異常的身體疾病及特徵，但只要眼睛出現任何異樣感，就請前往眼科諮詢。眼科醫師會進行詳細的檢查，以專業知識進行診斷，需要的話也會幫忙介紹應轉診的科別。

千萬不要自行判斷自己的症狀符合或不符合某項疾病的特徵。因為，書籍、雜誌、網路上介紹的頂多只是每一項疾病典型的特徵、以及需要注意的徵兆而已。即使是同一種疾病，實際上每位患者出現的症狀型態也會因人而異，病程也會有所差異。不僅如此，就算有2位患者的症狀極為相似，但實際上也有可能罹患的是完全不同的疾病。最可怕的就是患者已經先入為主地認為「因為〇〇、所以沒辦法」、「只不過是老化現象」，這樣只會耽擱就診時間而已。

以青光眼為首的許多眼睛疾病，症狀惡化都是不可逆的，一旦開始惡化就無法恢復原本的狀態。因此，最重要的就是早期發現、早期治療。

尤其是過了40歲之後，便很容易被各式各樣的眼睛疾病纏身。只要一感覺到眼睛有點異常，就必須向醫師諮詢。另一方面，為了能早期發現眼睛疾病，希望大家平常就要意識到自己的視力情形與眼睛狀態，並定期接受眼睛檢查。

一感覺到「好像有點奇怪！？」就要盡速就醫

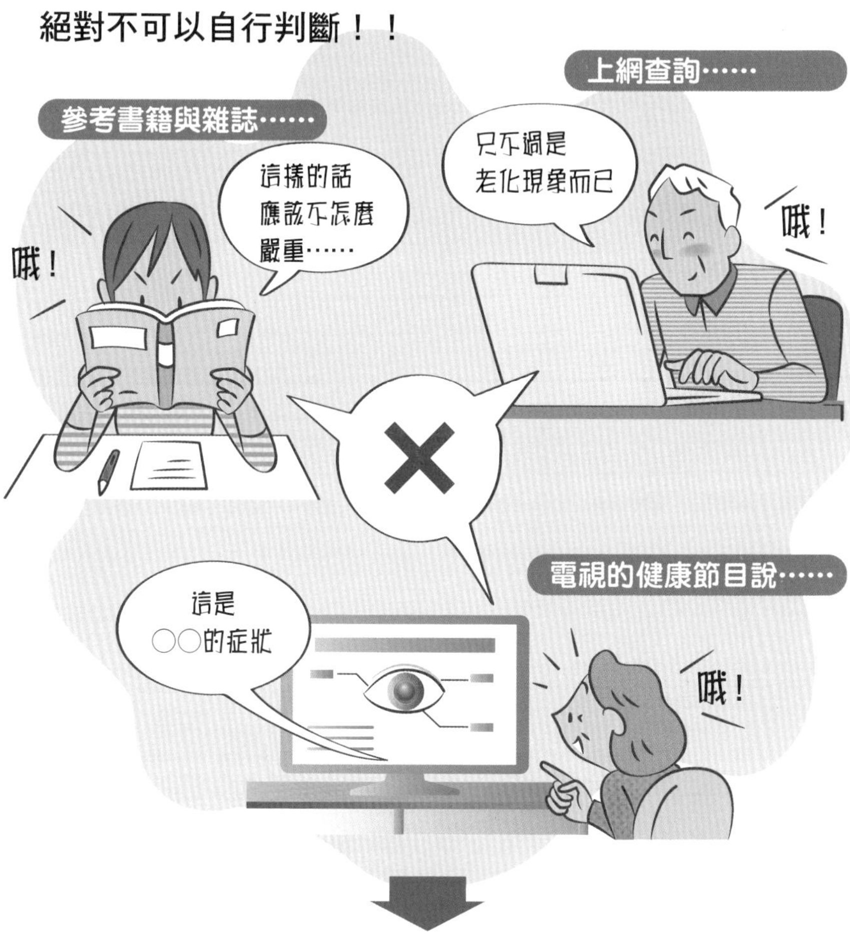
絕對不可以自行判斷！！
參考書籍與雜誌……
這樣的話
應該不怎麼
嚴重……
哦！
上網查詢……
只不過是
老化現象而已
哦！
電視的健康節目說……
這是
○○的症狀
哦！

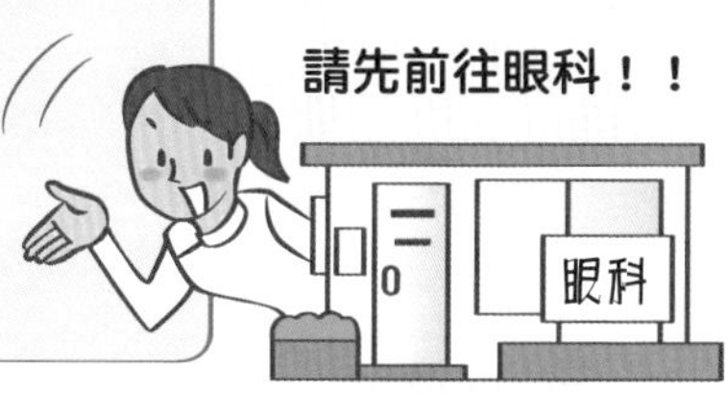
請先前往眼科！！
眼科

過了40歲之後，便很容易罹患眼睛疾病。只要一察覺到任何異常，最重要的就是向醫師諮詢，避免自行判斷，才能及早發現眼睛疾病。

為了讓問診更順暢，應事先整理好相關資訊

眼科的診察也是由問診開始。雖然在眼科會進行各式各樣的檢查，不過為了讓醫師能更確切掌握患者狀態、判斷患者需要進行那些檢查，因此問診非常重要。為了讓問診過程更順暢，盡可能讓醫師正確診斷出自己的狀況，建議大家前往眼科前，先整理好自己有那些症狀比較好。尤其有些人到了診療室會特別緊張、變得比平常更沉默寡言，更應該先將自己想跟醫師說的內容記下來。藉由作筆記，便能順利整理出相關資訊，也能讓自己更易與醫師溝通。醫師在診問會詢問的內容大致如下：

- **出現了哪些令人在意的症狀？**
- **症狀從什麼時候開始出現？**
- **症狀持續多久？**
- **什麼時候比較容易出現症狀？**
- **除了眼睛之外，還有什麼令人在意的症狀嗎？**
- **有近視、遠視、散光嗎？**
- **生活習慣與生活環境如何？**
- **有家人患有眼睛疾病或生活習慣病嗎？**
- **有其它疾病嗎？目前服用的藥物是？**

尤其是患有其它疾病、目前有服用藥物的話，一定要如實告訴醫師。同時也別忘了攜帶自己的用藥手冊給醫師參考。還有，前往眼科就診時，盡量不要畫眼妝比較好。若平時有配戴隱形眼鏡，也要記得攜帶隱形眼鏡盒與眼鏡。此外，請不要自行開車、騎機車、自行車前往眼科。因為檢查中所使用的眼藥水，可能會影響到視力，導致暫時無法開車、騎車。

眼科的問診過程

**為了讓醫師正確判斷出你的「眼睛狀態」
建議可事先整理好自己的症狀**

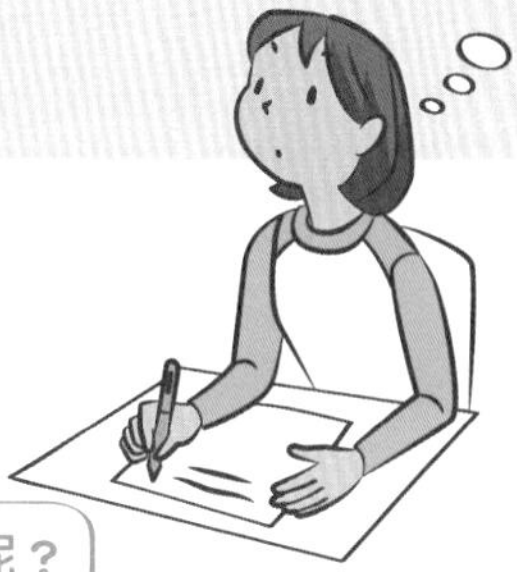

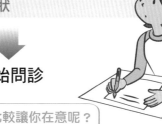

開始問診

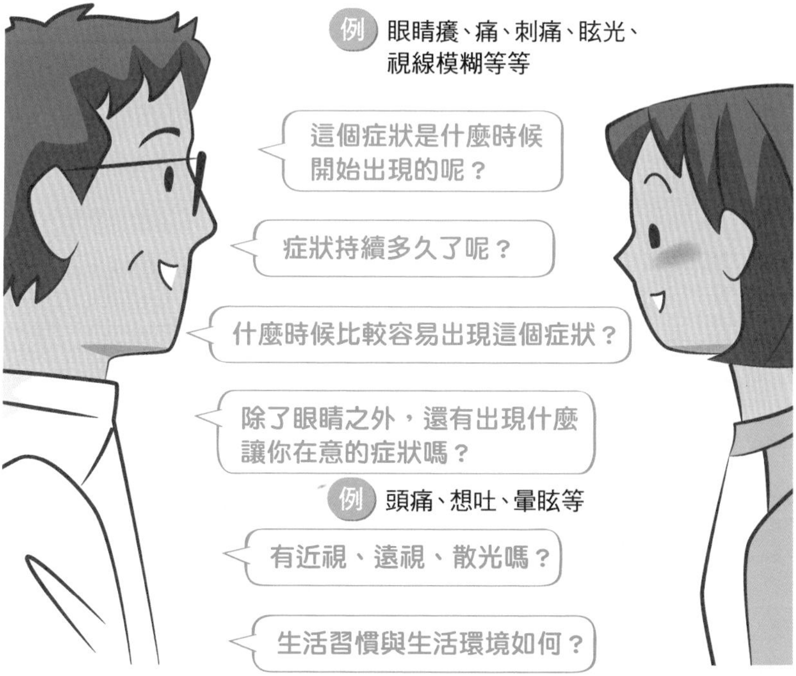

什麼症狀比較讓你在意呢？

例 眼睛癢、痛、刺痛、眩光、視線模糊等等

這個症狀是什麼時候開始出現的呢？

症狀持續多久了呢？

什麼時候比較容易出現這個症狀？

除了眼睛之外，還有出現什麼讓你在意的症狀嗎？

例 頭痛、想吐、暈眩等

有近視、遠視、散光嗎？

生活習慣與生活環境如何？

有家人患有眼睛疾病或生活習慣病嗎？

有其它疾病嗎？目前服用的藥物是？

例 出示自己的用藥手冊

在眼科接受問診後，接著就要依照患者情況、進行各項檢查。幾乎所有患者都會進行的基本檢查包括：「視力檢查」、「裂隙燈顯微鏡檢查」與「角膜檢查」。

視力檢查是專門測量患者可以看到多遠的檢查。以藍道爾環（C字符號）或E字等指標，確認患者可以在多遠的距離內看清楚視力檢查表上的標誌。一般來說都是以裸眼進行「裸眼視力檢查」，若有配戴眼鏡或隱形眼鏡的話，也可以在配戴眼鏡的狀態下進行「矯正視力檢查」。萬一已經矯正視力卻還是看不清楚，就必須懷疑可能有白內障或其它眼疾問題。

裂隙燈顯微鏡檢查是確認眼睛內部或周圍是否有異常的檢查。在做這項檢查時，必須待在較暗的房間內，利用裂隙燈發出細帶狀的光線，斜斜地照射眼睛，再以顯微鏡擴大影像，檢查眼睛是否有異常。裂隙燈顯微鏡檢查不只可以確認角膜、虹膜、水晶體、玻璃體等眼球部位，就連眼瞼、結膜、睫毛等部位都能詳細檢查。透過瞳孔，甚至還能確認視網膜的狀態。

角膜檢查是專門檢查角膜的形狀與狀態。在進行白內障或青光眼的手術之前都會進行角膜檢查，有配戴隱形眼鏡的人更需要定期檢查角膜。「角膜地形圖檢查」會拍攝眼睛前半部的斷面圖，觀察角膜的形狀，並檢查是否有受傷、混濁、發炎等情形。「角膜內皮細胞」則是利用一種名為角膜內皮細胞測量儀的特殊裝置，掃描在5層的角膜中最內側的角膜內皮細胞，檢查角膜內皮細胞的數量、大小、形狀等。

眼科的檢查項目①

視力檢查

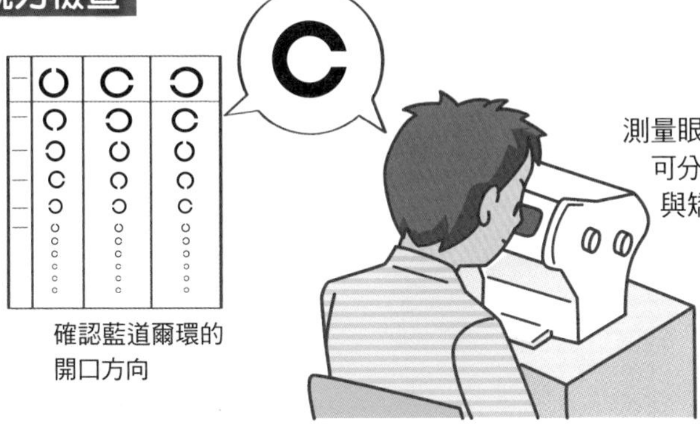

測量眼睛可以看見多遠。可分為裸眼視力檢查與矯正視力檢查

裂隙燈顯微鏡檢查

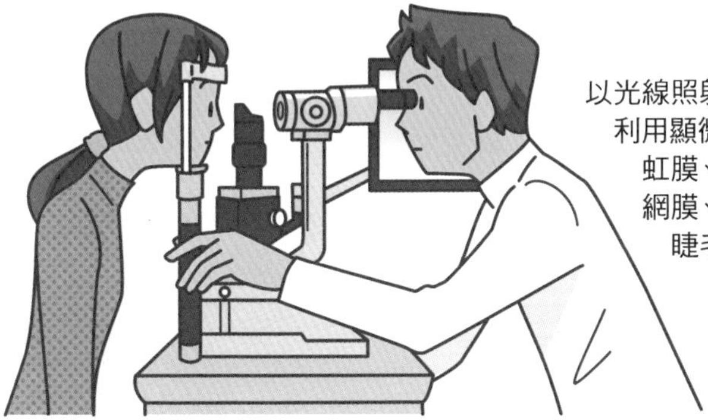

以光線照射眼睛，利用顯微鏡檢查角膜、虹膜、水晶體、玻璃體、網膜、眼瞼、結膜、睫毛的異常

角膜檢查

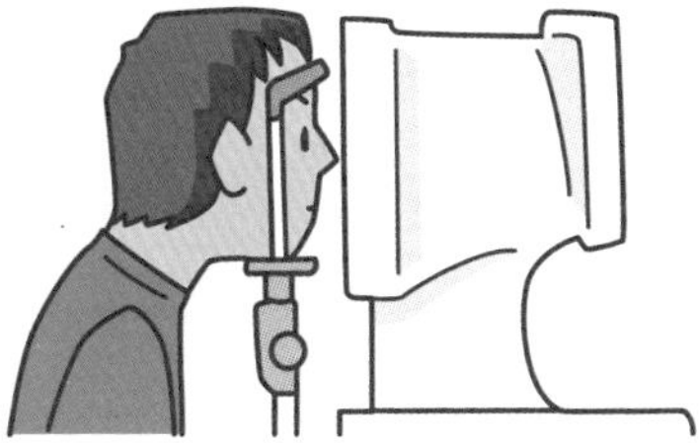

檢查角膜的形狀與狀態

用語解說 裂隙燈　從狹窄的縫隙中發出帶狀的燈光，將這道細光對準角膜、虹膜、眼前房、水晶體、玻璃體仔細觀察。

●眼底檢查：眼底檢查是透過瞳孔來觀察眼球內部，檢查眼球最深處的眼底部位。藉由眼底檢查，可以直接確認到視網膜、視網膜上的血管、視神經乳突、視神經與玻璃體的狀態，對於發現白內障、視網膜剝離與眼底出血等疾病也很有幫助。醫師除了可以用光線對準眼睛、使用眼底鏡擴大影像進行檢查，還可以將眼底鏡裝設在裂隙燈顯微鏡上，或是利用視網膜光學斷層掃描儀（OCT）來檢查。此外，由於角膜、水晶體、玻璃體都是無色透明的構造，因此眼底是人體當中唯一可以直接看見血管的部位。醫師可以直接確認到自然的血管狀態，因此也有助於發現動脈硬化、腦腫瘤、高血壓及糖尿病等疾病。另外，在進行眼底檢查時，會使用能放大瞳孔的「散瞳劑」，更能看清楚眼底。使用散瞳劑後5～6小時，會使人看不清楚、感受到強烈的眩光等，對視野也會產生影響，一定要多留意。

●隅角鏡檢查：隅角鏡檢查是利用隅角鏡這種特製透鏡觀察隅角的檢查。隅角位於角膜與虹膜的交界處，是房水排出的通道，因此隅角的開合狀態會直接影響到房水的流動。由於隅角鏡會接觸到角膜，因此會為患者點麻醉眼藥水後再進行檢查。

●眼壓檢查：眼壓檢查是利用眼壓計來測量眼球內部壓力有多大的檢查。雖然眼壓可以保持眼球的形狀、對眼睛而言不可或缺，但要是眼壓過高則可能會引起青光眼。

●視野檢查：眼睛不動的狀態下可以看到的範圍，我們稱之為視野。視野檢查就是在檢查視野的範圍以及是否有所缺損。在進行時，會使用視野測試儀，讓單隻眼睛凝視一個焦點以固定視野，再確認眼睛是否有看到周圍出現的光點。當醫師懷疑患者患有青光眼時，就會進行此項檢查。

眼科的檢查項目②

眼底檢查

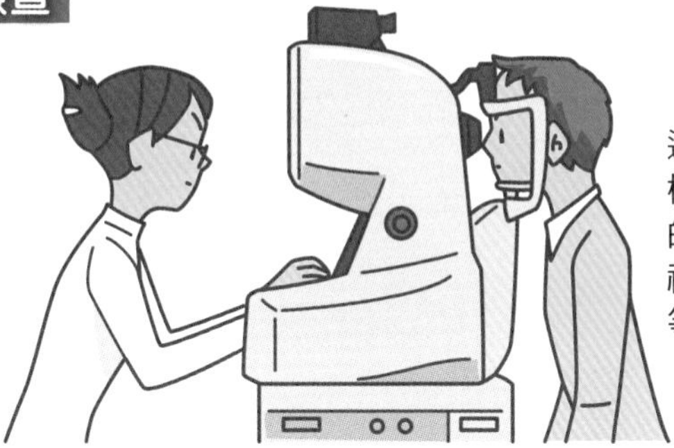

透過瞳孔來觀察眼底，檢查視網膜、視網膜上的血管、視神經乳突、視神經與玻璃體等的狀態

使用散瞳劑後的5～6小時會對視力產生影響，一定要多留意

隅角鏡檢查

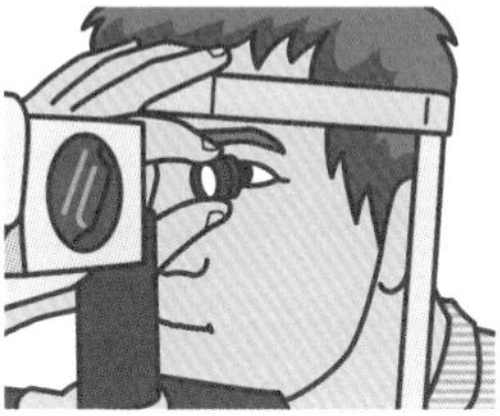

檢查排出房水的出口「隅角」

必須點麻醉眼藥水，裝上特殊的折射透鏡

視野檢查

檢查視野的範圍及是否有缺損

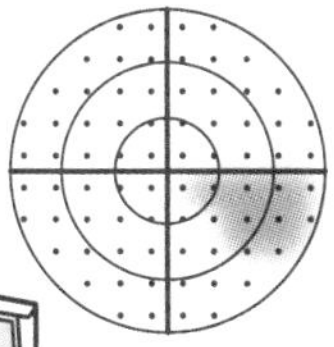

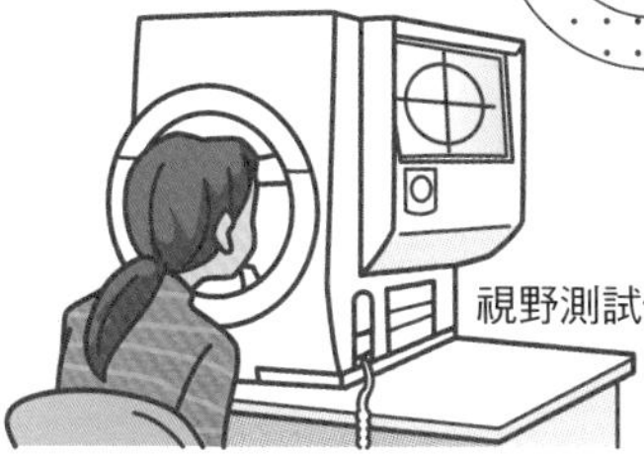

眼壓檢查

利用眼壓計檢查眼球內部的壓力

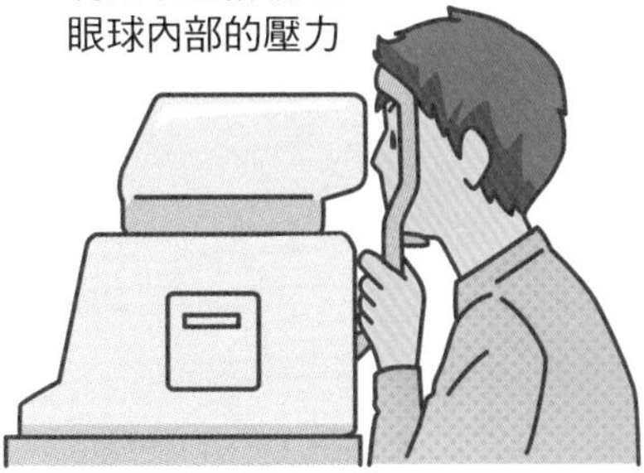

用語解說　視網膜光學斷層掃描儀　對眼底照射微弱的紅外線可以得出超音波圖片，由醫師解析眼底的超音波圖片、觀察斷層構造；也能詳細觀察到視網膜。

眼科的檢查項目③

圖像診斷

藉由X光檢查、超音波檢查、CT檢查等，檢查無法直接用肉眼看到的組織內部狀態。對於眼內腫瘤等的發現與診斷很有幫助

淚液檢查

了解眼淚分泌量的檢查。
在兩眼眼尾掛上印有刻度的淚液試紙，等待5分鐘，只要觀察濕潤的部分有多長，就能得知淚液的分泌量

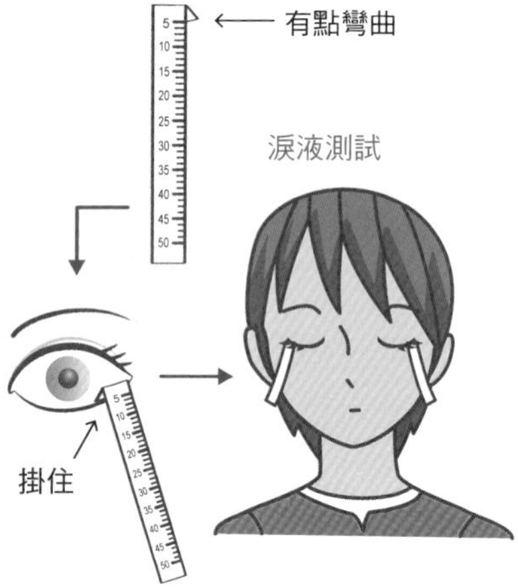

視覺電生理檢查

將光線對準眼球，測量視網膜或視神經發出的微弱電位，藉此確認整個視網膜的功能、視神經與大腦視覺功能的檢查

眼球突出檢查

何特（Hertel）眼球突出計

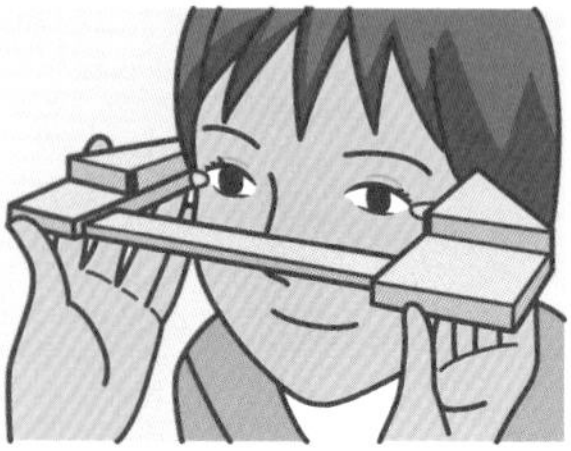

懷疑有眼球突出問題的人，可以進行這項檢查。利用專用的何特（Hertel）眼球突出計，測量眼球的突出度

一般來說，日本人的眼球大約會往前突出10～15公厘左右，若超過16公厘、或左右兩眼突出的程度差距2公厘以上，就應懷疑是否罹患眼窩腫瘤、或瀰漫性毒性甲狀腺腫等疾病

用語解說 淚液測試　測量淚液分泌量的檢查。使用專門的濾紙掛在眼瞼上，等待 5 分鐘左右，測量淚液沾濕了多長的濾紙。

第2章

白內障的成因與最新治療

白內障的成因以及白內障的特徵究竟是什麼呢？在本章中就要說明白內障的治療與手術時機，還有在日常生活中該留意那些事項。

白內障是什麼樣的疾病呢？

眼睛的凸透鏡變混濁、使光線難以通過

白內障是一種隨著年齡增長後，每個人都有可能會罹患的疾病。一旦罹患白內障，會先發生視野模糊、眩光、眼睛疲勞、在暗處容易看不清楚等症狀，視力漸漸變差。當白內障逐漸惡化後，甚至直接從外觀也可以清楚看出瞳孔部位變白，因此古代也將白內障俗稱為「圓翳內障」。其實，真正變白的部位是眼球的水晶體。水晶體是直徑約9公厘、厚度約4公厘的凸透鏡形狀透明組織，雖然主要由蛋白質所構成，但約有65%都是水分。宛如具有柔軟度的凸透鏡一樣，就是水晶體最大的特徵。

在我們的生活中，需要從各種不同的距離來觀看事物。為了對焦在不同距離的物體上，眼睛必須調整進入眼睛的光線曲折效果，才能在視網膜上形成影像。由於水晶體具有柔軟度，可以藉由睫狀體的伸縮來改變水晶體的厚度，眼睛就是藉此來調整對焦。

不過，堪稱是生物凸透鏡的水晶體，不免會因為蛋白質變性而產生混濁，這就是白內障的成因。在混濁程度還不高時，光線會在眼球內部散亂反射，讓人感到眩光。當混濁程度逐漸增加後，視網膜無法接收到充足的光線，會讓人想要更用力、更仔細看，導致眼睛疲勞。直到混濁情況非常嚴重時，整個視野看起來就像是覆蓋一層霧，最後變得完全無法對焦。

用語解說 圓翳內障　古時對於白內障的俗稱，指的是會引起視力障礙的眼部疾病。因水晶體變白濁、使得眼球變白的白內障，便稱之為「圓翳內障」。

作為眼睛凸透鏡的水晶體變混濁就是白內障

水晶體是直徑約9公厘、厚度約4公厘的凸透鏡，
主要由蛋白質所構成

水晶體扮演的角色 藉由睫狀體的伸縮，讓水晶體改變厚度以調整焦距，呈現出清晰的影像

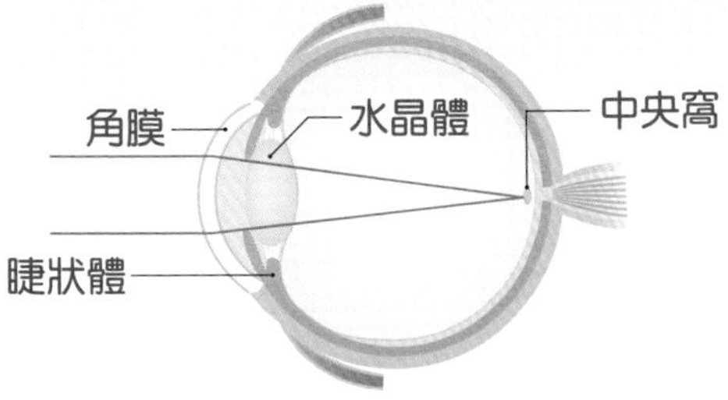

我最大的特色
就是很有柔軟度
Q彈～

可是，當主成分
蛋白質產生變性、水晶體變得混濁之後…

稍微混濁

感覺到
強烈的眩光

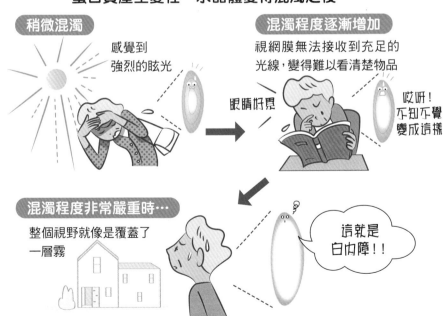

混濁程度逐漸增加

視網膜無法接收到充足的光線，變得難以看清楚物品

眼睛好累
哎呀！
不知不覺
變成這樣

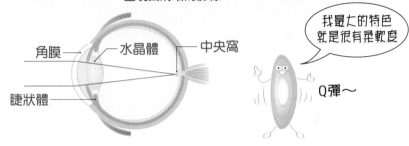

混濁程度非常嚴重時…

整個視野就像是覆蓋了
一層霧

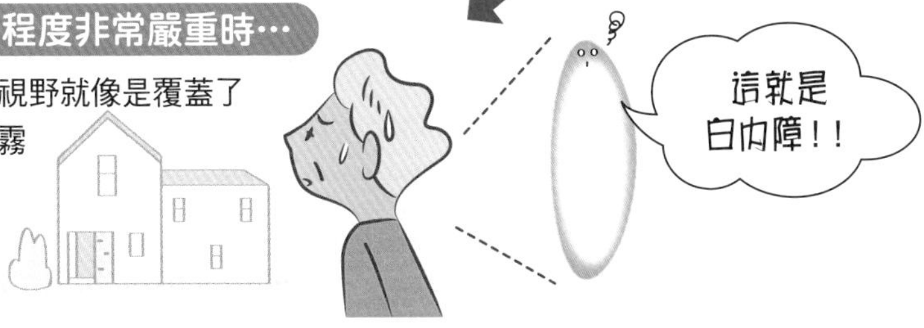

為什麼眼睛的凸透鏡會變混濁呢？

大部分都是因老化造成的「老年性白內障」

為什麼眼睛的凸透鏡——水晶體會變得白濁呢？

水晶體是一種宛如凸透鏡般的透明組織，大致上由3層構造所組成。最外側的是「水晶體囊袋」，這是包覆整個水晶體的袋狀薄膜。在水晶體囊袋內側的是「水晶體皮質」，負責調整對焦；而中央則是「水晶體核」，是密度最高的部分。事實上，眼睛在嬰兒時期並沒有水晶體核。

水晶體囊袋分為鄰接眼前房的前囊、與鄰接玻璃體的後囊。前囊上排列著水晶體上皮細胞，會製造出新的纖維細胞，這就會成為水晶體皮質。水晶體上皮細胞會一直製造出新的纖維細胞，漸漸將老舊細胞慢慢推向水晶體中央，以維持水晶體的功能。由於水晶體中央漸漸聚集許多細胞，細胞內的水分減少、變得越來越小。這樣的過程不斷重複之後，老舊細胞聚集所形成的就是水晶體核。就這樣，以核為中心的水晶體，會隨著時間過去慢慢變硬，這麼一來，氧氣與營養也會變得不易送到水晶體，導致蛋白質產生變性。這就是水晶體之所以會變白濁的真相。

「老年性白內障」是老化現象之一，比較早的人在40幾歲就會發病，到了70歲左右約有50％、到了80歲之後幾乎所有的人都會罹患白內障（註：據統計台灣 50歲以上的人，60％患有白內障，60歲以上為80％，70歲以上更是高達 90％）。

水晶體隨著年齡增長所產生的變化……

幾乎所有的白內障都是隨著老化導致水晶體變「混濁」所引起的「老年性白內障」

水晶體變混濁的機制

「水晶體的構造」

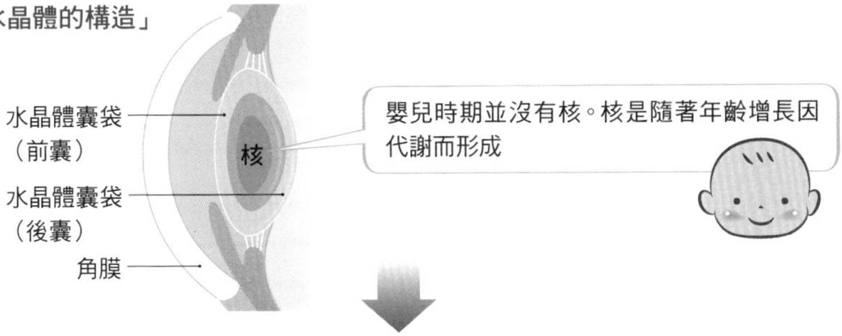
水晶體囊袋
（前囊）
核
水晶體囊袋
（後囊）
角膜
嬰兒時期並沒有核。核是隨著年齡增長因代謝而形成

水晶體代謝的機制

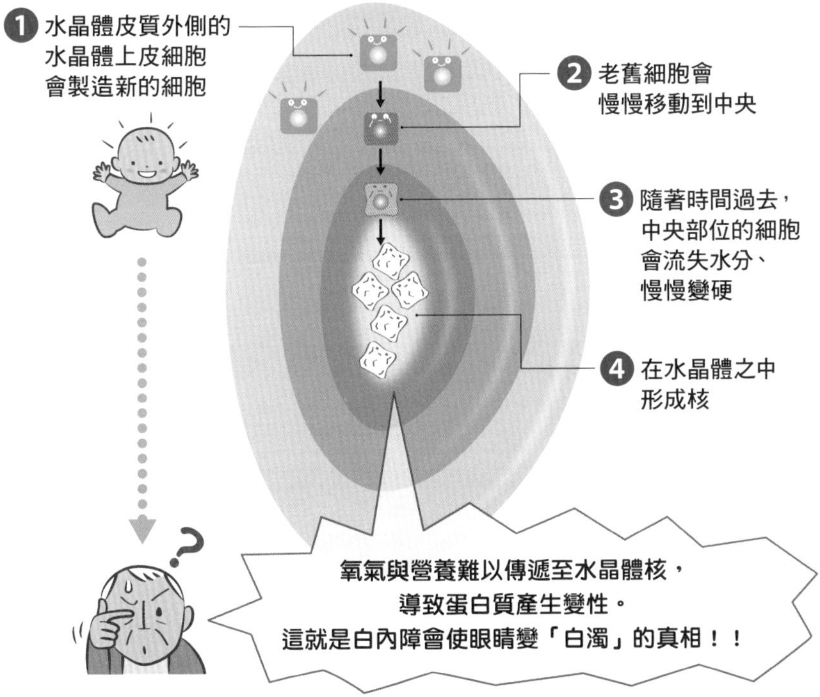
1 水晶體皮質外側的水晶體上皮細胞會製造新的細胞
2 老舊細胞會慢慢移動到中央
3 隨著時間過去，中央部位的細胞會流失水分、慢慢變硬
4 在水晶體之中形成核
氧氣與營養難以傳遞至水晶體核，
導致蛋白質產生變性。
這就是白內障會使眼睛變「白濁」的真相！！

除了老化以外的原因也會引起白內障

大多數的白內障都是因為年齡增長導致水晶體老化，所引起的「老年性白內障」。不過，除了老化之外，也有其它原因會引起白內障。

「**先天性白內障**」是一出生就發生的白內障，通常是因遺傳或母親在懷孕時感染德國麻疹而致。此外，眼睛受到強烈撞擊會引起「**外傷性白內障**」，大多都是因運動而引起，當羽毛球或桌球擊中眼窩，或是因拳擊等受到強烈的撞擊，都會引起外傷性白內障。此外，發生意外時的強烈撞擊、眼睛受傷也都是原因之一。並不只是在受到撞擊的當下會引發外傷性白內障，受傷後幾年~10年都有可能會出現症狀。

「**併發性白內障**」是隨著其它疾病而發生的白內障。例如：葡萄膜炎、視網膜色素病變、視網膜剝離、眼內炎等，都有可能引起併發性白內障。此外，還有「異位性皮膚炎」、「糖尿病」等全身性疾病也可能會引起併發性白內障，稱為異味性皮膚炎白內障、糖尿病性白內障。「**放射性白內障**」則是因為受到放射線的影響而引發。因X光檢查等原因而照射到過多的放射線，就有可能罹患放射性白內障。在照射放射線的幾年後，眼睛才會開始變白濁。「**藥物性白內障**」則是因藥物副作用所引起。尤其是在治療風濕、結締組織疾病、異位性皮膚炎等，長時間使用大量的類固醇，便可能引起藥物性白內障，也稱為「類固醇性白內障」。

白內障會因為引發原因與混濁部位的差異，使得病程各有不同。接下來將詳細說明。

白內障——除了老化之外還有哪些原因？

除了老化以外的原因所引起的白內障有下列幾種

1 先天性白內障

因遺傳、或母親在懷孕時感染德國麻疹等原因所引起

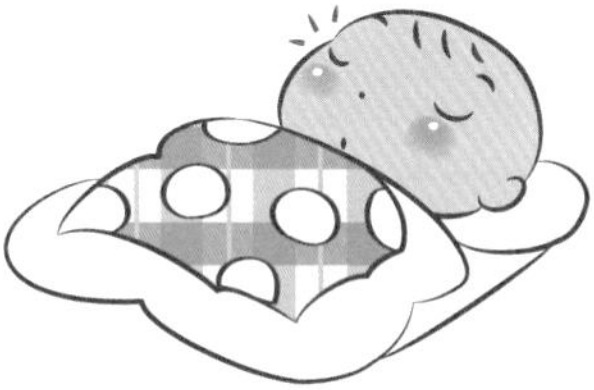

2 藥物性白內障（類固醇性白內障）

在治療風濕、結締組織疾病、異位性皮膚炎等疾病時，使用類固醇藥物所帶來的副作用

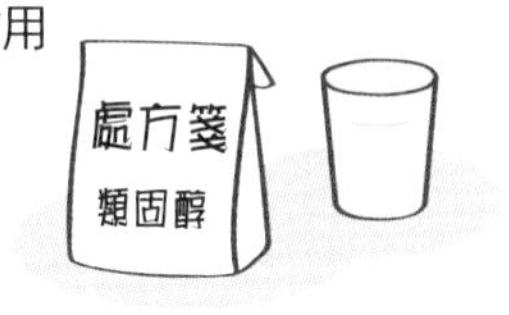

3 併發性白內障

葡萄膜炎、視網膜色素病變、視網膜剝離、眼內炎、異位性皮膚癌、糖尿病等疾病的併發症

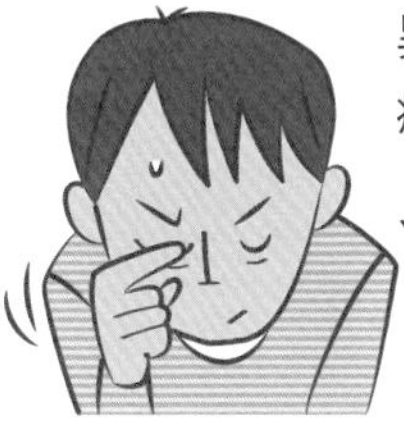

4 射性白內障

因X光檢查等照射到過多的放射線所引起

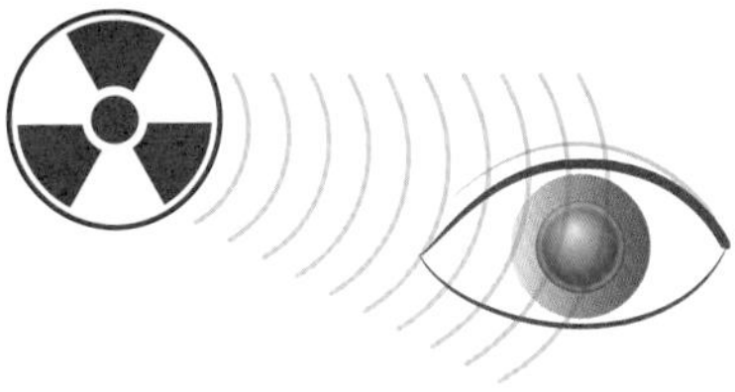

5 外傷性白內障

因運動、意外、眼睛受傷等原因引起

受到撞擊後的幾年～10年都有可能會引起白內障

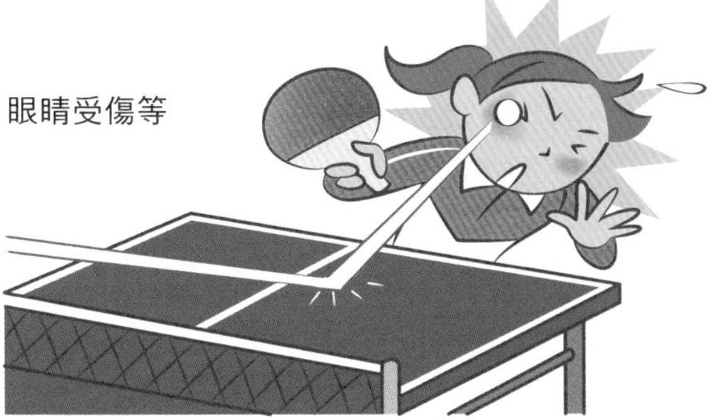

白內障，依照產生混濁的部位不同，可分為「皮質性白內障」、「核性白內障」及「囊膜下型白內障」3種。**皮質性白內障**是從水晶體的皮質外側開始產生楔狀混濁，初期幾乎沒有自覺，病程也相當緩慢，當混濁程度越來越嚴重，在眼睛內散亂反射的光線會讓人感到眩光；在陰暗處也很難看清物品。嚴重到一定程度之後，就會看見疊影。**核性白內障**是從水晶體中央的水晶體核開始變混濁，由於水晶體核會變硬，連帶也會改變屈光率，讓人暫時看得清楚近物，不過，一旦繼續惡化，到了陰暗處也難以看清物品。**囊膜下型白內障**是從水晶體鄰接玻璃體的後囊側皮質開始變混濁，比較常見於糖尿病性白內障與類固醇性白內障，最大特色就是惡化速度很快，會導致視力急速下滑，並看見疊影。在這3種類型中，最常見的是皮質性白內障。也有些人混合2種以上的白內障類型。

從白內障病程上來看，則可分為「初發期白內障」、「膨脹期白內障」、「成熟期白內障」及「過熟期白內障」等4個階段。**初發期白內障**是指水晶體剛出現混濁的階段，尚未出現自覺症狀。等到惡化為**膨脹期白內障**之後，就會出現自覺症狀了。當水晶體整個變混濁，從外觀也可以直接看出瞳孔變白，便稱為**成熟期白內障**。此時視力會下滑到0．1以下，眼睛能辨認的只有明暗程度。無論是皮質性白內障、核性白內障或囊膜下型白內障，惡化之後都會演變為成熟期白內障。到了末期，水晶體皮質會分解液化，水晶體核在液化的乳狀物中漂浮，就是**過熟期白內障**。到了這個時期可能會連帶引發青光眼或葡萄膜炎等併發症，可說是非常危險的狀態。

白內障可分為 3 個種類

1 皮質性白內障

從水晶體的皮質外側開始產生楔狀混濁

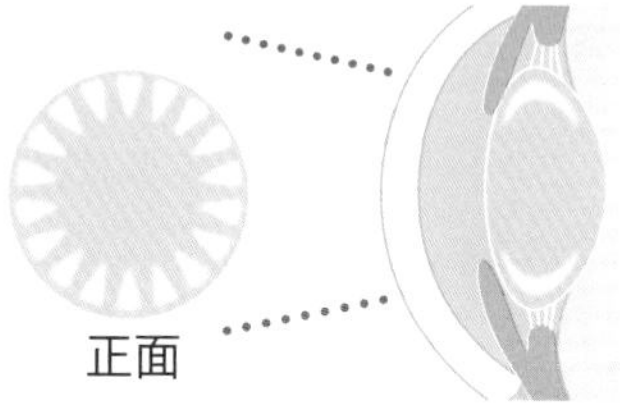

症狀

眩光、在陰暗處看不清楚、
看見疊影

2 核性白內障

從水晶體中央的水晶體核開始變混濁

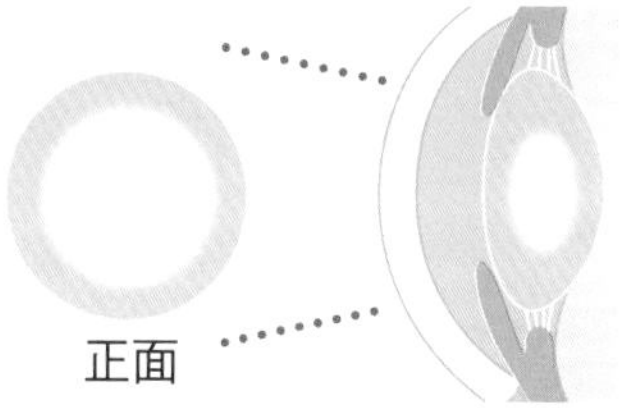

症狀

暫時看得清楚近物、在陰暗處
看不清楚

3 囊膜下型白內障

從水晶體鄰接玻璃體的後囊側皮質開始變混濁，常見於糖尿病性白內障與類固醇性白內障

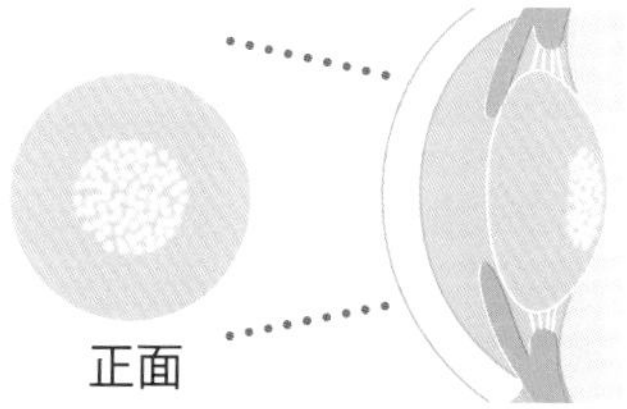

症狀

惡化速度快、視力急速下滑、
看見疊影

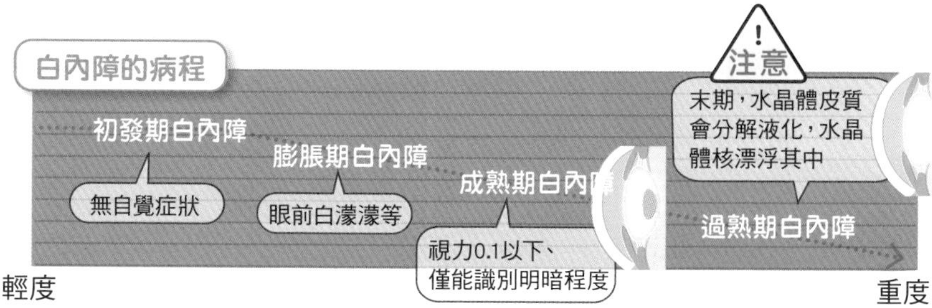

白內障的治療

初期以藥物控制，觀察症狀的惡化程度

在看東西時若有任何異樣感、懷疑自己可能罹患白內障時，就要先前往眼科就診。醫師在診斷白內障時，會檢查水晶體的透明度，過程算是比較簡單。幾乎大部分的情況下，都會為患者進行裂隙燈顯微鏡檢查（請參考P52）、眼壓檢查（請參考P54）與眼底檢查（請參考P54），觀察是否有併發青光眼與視網膜剝離等其它眼部疾病。做完這些檢查後，就會依照白內障惡化的程度開始治療。

在白內障初期階段，若還不會妨礙日常生活的話，只需要定期接受檢查，觀察症狀是否惡化即可。若是有出現自覺症狀的輕度白內障，會先使用眼藥水與口服藥等，暫時先觀察眼睛症狀的惡化情形。治療白內障的眼藥水有「Pirenoxine」與「穀胱甘肽（Glutathione）」，Pirenoxine能抑制引起白內障的奎諾物質（Quinoid）、穀胱甘肽（Glutathione）則能避免胺基酸減少。口服藥則有能預防蛋白質變性的「硫普羅寧（Tiopronin）」。不過，這些用藥頂多只能抑制症狀惡化而已，因為水晶體一旦變混濁，就不可能重新恢復原本的狀態。當症狀漸漸變嚴重、造成視力下滑時，就可以考慮動手術，將混濁的水晶體替換成人工水晶體。至於該在什麼時間點動手術，則是因人而異。

用語解說　視網膜剝離　視網膜從脈絡膜剝離的狀態。高度近視、受到外傷、糖尿病患者都可能出現視網膜剝離，嚴重時會導致視力障礙與視野缺損。

白內障治療初期

就醫

白內障初期幾乎沒有任何自覺症狀。需確認視力情況、水晶體的混濁程度等

日常生活……

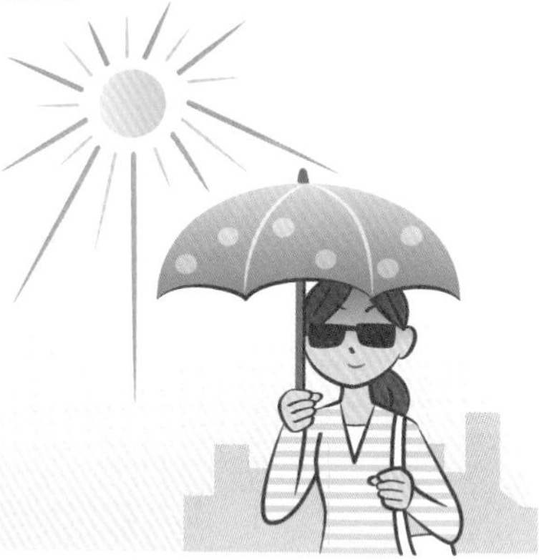

觀察症狀
定期複診

解決不適的症狀

在日常生活中多花點心思，盡量避免照射紫外線，若會感到眩光則應配戴太陽眼鏡

對付症狀

藥物療法…… 服藥，同時觀察白內障惡化情形

（眼藥水）
・Pirenoxine
・穀胱甘肽（Glutathione）

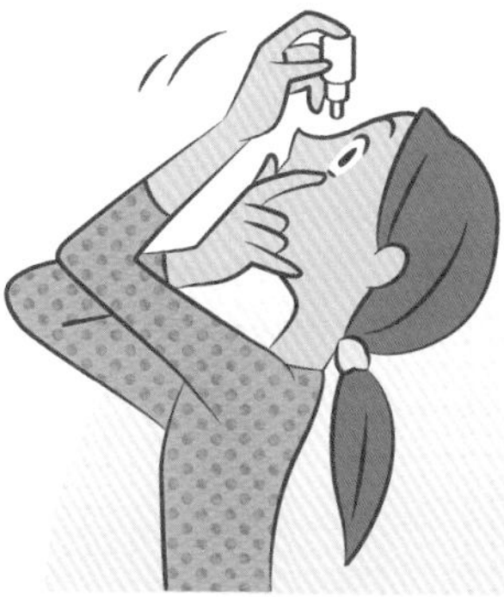

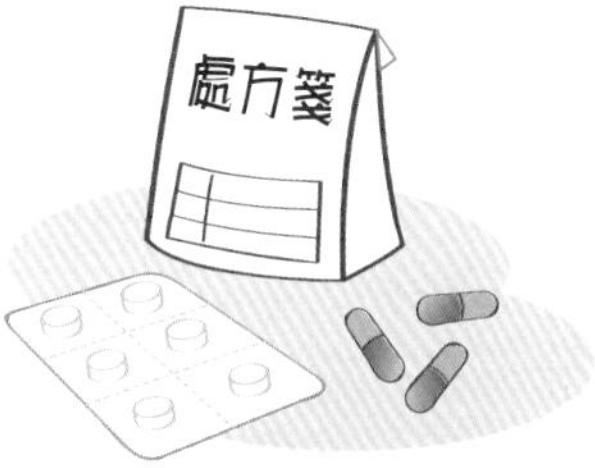

觀察症狀
定期複診

（口服藥）
・硫普羅寧Tiopronin

依惡化程度選擇動手術

一旦罹患白內障，混濁的水晶體就無法再重回透明、也沒有方法徹底阻止惡化。即使服用藥物減緩白內障的惡化，但視覺狀況依然會漸漸變差。若日常生活中感到越來越不便，就應該開始考慮動手術治療白內障。白內障手術是取出混濁的水晶體，再放進人工水晶體取而代之，不僅算是比較簡單的手術，而且視野也能恢復清晰。不過，人工水晶體不像天生的水晶體一樣能任意調整焦距，人工水晶的對焦距離是固定的。因此依狀況不同，有些人在動完手術後反而會覺得更容易看不清楚。

而動手術的最佳時機（視力狀況）也因人而異，有開車的人視力在0．7、沒有開車的人視力在0．5左右時，就應該動手術。不過，最重要的基準還是要看眼睛狀況是否對生活造成不便，因此每個人最適合動手術的時機都不相同。若白內障的種類屬於皮質性白內障（請參考P64）與囊膜下型白內障（請參考P64）、視力下滑速度較快以及引發其它疾病風險較高的人，都會建議盡早動手術。而經常在戶外工作者常會在逆光的情況下看東西或是非得看遠距離不可，用眼時很容易感到有負擔，也會建議早點動手術比較好。反之，主要從事室內工作、日常生活中不太會感到不便的話，就可以觀察眼睛狀況，再進行手術治療。

另外，患有糖尿病、心血管疾病、惡性腫瘤等疾病的人，則應優先治療本身的疾病。不過，若是白內障過度惡化，水晶體變得太硬，要靠手術取出水晶體就會變得很困難，而且演變為急性青光眼的風險也會大增，千萬不要堅持不動手術。

選擇動白內障手術的最佳時機

一旦開始對生活造成不便，就應該考慮動手術解決白內障。最恰當的動手術時機則是因人而異

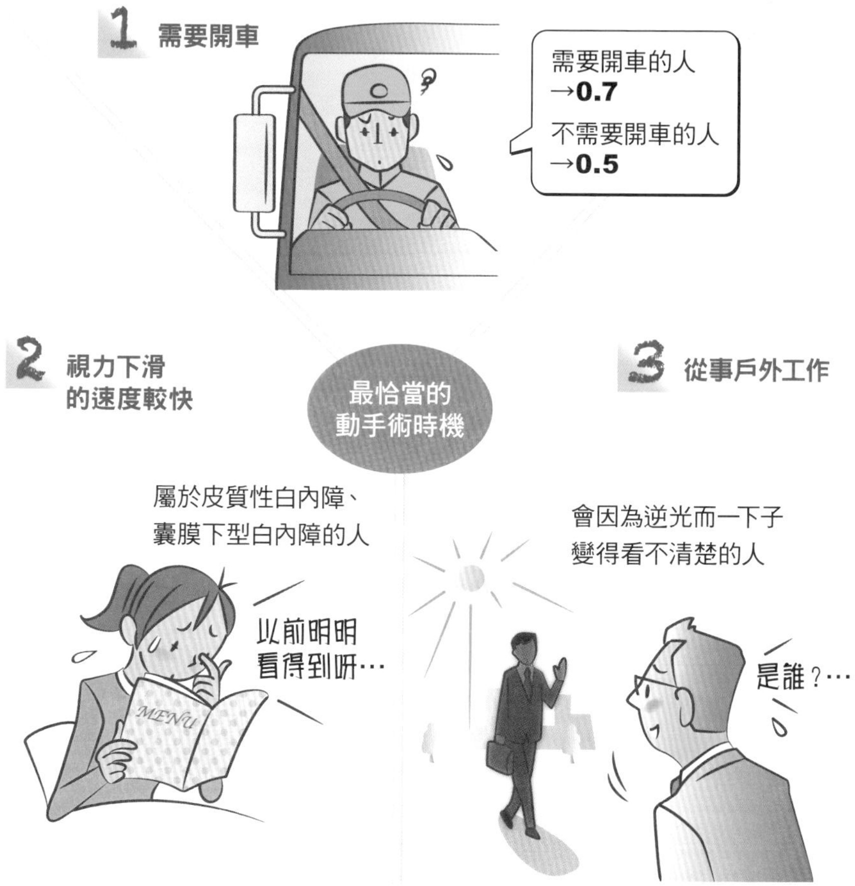
1 需要開車
需要開車的人
→0.7
不需要開車的人
→0.5
2 視力下滑的速度較快
最恰當的動手術時機
3 從事戶外工作
屬於皮質性白內障、囊膜下型白內障的人
以前明明看得到呀…
MENU
會因為逆光而一下子變得看不清楚的人
是誰？…

注意

糖尿病、心血管疾病、惡性腫瘤患者該怎麼辦呢？

應優先治療本身的疾病。不過，最重要的還是要與主治醫師好好討論，避免讓白內障惡化得太過嚴重白內障手術是將混濁的凸透鏡＝水晶體，替換成乾淨透明的人工水晶體。水晶體平時被包覆在透明的水晶體囊膜之中，內有皮質與硬核。白內障手術就是保留裝著水晶體的囊膜，取出內部的皮質與水晶體核，再植入人工水晶體。白內障的治療會依照水晶體狀態不同，選擇不同的手術方式。現在最廣泛執行的就是「超音波晶體乳化術」。

這是在水晶體囊膜上劃開一個小洞，利用超音波將內部的皮質及水晶體核震碎、乳化，再將其吸出。由於手術只需要劃開很小的眼球部分，所以不需要縫合，也可以避免角膜歪斜，對身體負擔較小，就是這個手術最大的特色。不過，若水晶體核已經變得太硬、超音波無法震碎，或是水晶體周圍組織狀態不適合的話，就不能使用超音波晶體乳化術。手術步驟是先對眼睛局部麻醉，在角膜與鞏膜鄰接處劃開約3公厘的開口，從這裡入針，再於前囊劃開直徑5～6公厘的開口。接著，將超音波乳化器伸入水晶體，利用超音波將水晶體核震碎、乳化，再連同皮質一起吸出。接下來只要在剩下的囊膜中植入折疊式人工水晶體，再將人工水晶體攤開就完成了。

由於人工水晶體是由柔軟的材質製成，使用前會折疊起來，因此只需要很小的開口就可以植入，不會產生問題。在眼睛內部攤開之後，再利用2根支架角支撐人工水晶體即可。手術時間約15～30分鐘，對身體的負擔較輕，而且可以當天來回。手術隔天就能擁有清晰的視野了。

超音波晶體乳化術

將混濁的凸透鏡＝水晶體，替換成乾淨透明的人工水晶體

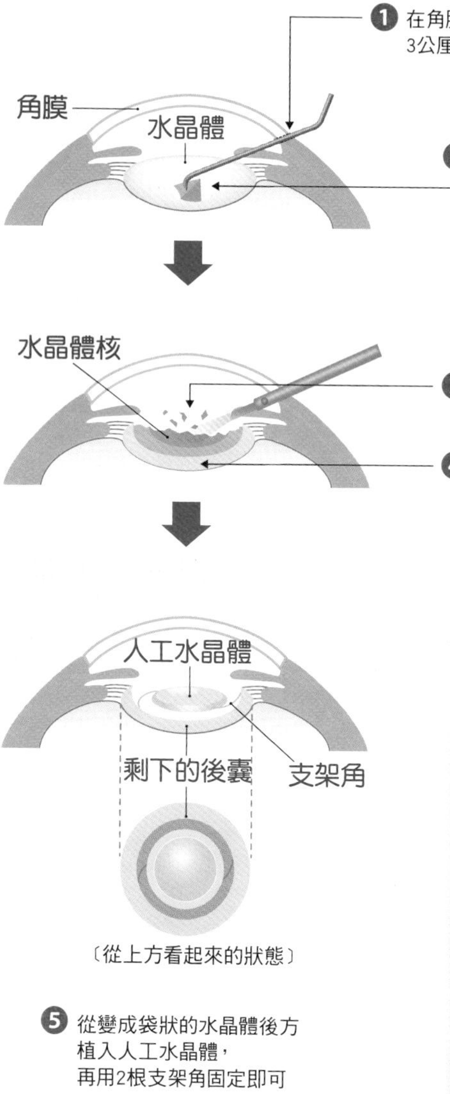
❶ 在角膜邊緣劃開
3公厘左右的開口
❷ 將器具從開口中伸入眼球，
劃開水晶體前面的囊膜（前囊）
❸ 以超音波震碎水晶體核
❹ 保留水晶體後方囊膜（後囊），
吸出震碎的水晶體核與皮質

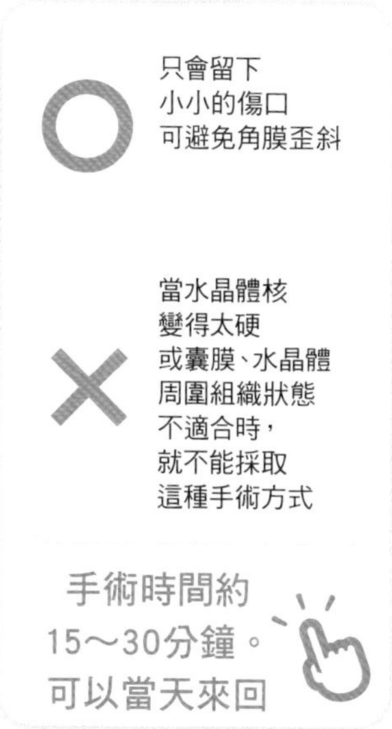

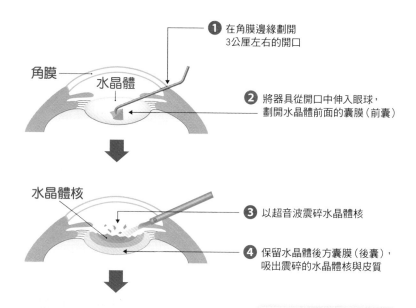

依照水晶體的狀態，還可以選擇其它手術

依照水晶體的狀態不同，還可以選擇「囊內摘除術」與「囊外摘除術」。若是因為太晚發現白內障等原因，導致惡化過於嚴重時，水晶體核硬化的情況也會更加劇。這麼一來，就無法利用超音波震碎水晶體核、或是需要花太多時間，導致無法採用超音波乳化術來治療白內障。

囊內摘除術並不需要震碎水晶體核，而是連囊膜將水晶體核與皮質一起摘除的手術方式。這種手術方式必須在角膜與鞏膜鄰接處劃開約11公厘的開口，連囊膜一起取出整個水晶體。接著植入人工水晶體，縫在眼球壁上固定。手術時間約30～40分鐘。由於傷口面積較大，需要一段時間才能恢復，而且引起併發症的風險較高，再加上需要縫合，造成角膜歪斜、引起散光的情形並不少見，這些都是囊內摘除術的缺點。此外，動完手術後也需要花一段時間，才能重新恢復視力。

囊外摘除術則是將前面部分的水晶體囊膜，也就是一部分前囊與水晶體核、皮質一起摘除的手術方式。囊外摘除術必須在角膜與鞏膜鄰接處劃開約11公厘的開口，切除前囊、取出水晶體。保留呈現袋狀的後囊，要填入玻尿酸以維持囊膜的形狀，再於其中植入人工水晶體，並利用支架角固定。由於囊外摘除術也會造成比較大的傷口，相較於其它手術，對身體的負擔較重。跟囊內摘除術一樣，造成角膜歪斜、引起散光的風險也比較高。因此現在幾乎不會採用這種方式治療白內障，只有在水晶體核過硬、難以震碎，或是懸韌帶太弱、其它白內障手術無法順利治療的情況下，才會選用囊外摘除術。

摘除水晶體的手術方式

囊內摘除術

連囊膜一起摘除整個水晶體，再將人工水晶體縫在眼球壁上

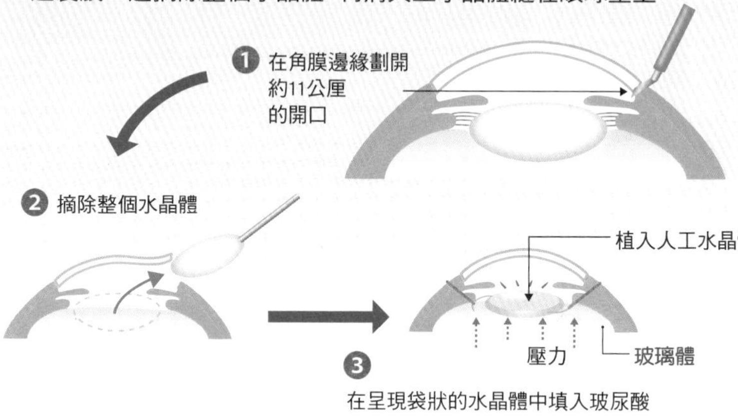
❶ 在角膜邊緣劃開約11公厘的開口
❷ 摘除整個水晶體
植入人工水晶體
壓力
玻璃體
❸ 在呈現袋狀的水晶體中填入玻尿酸

囊外摘除術

僅保留水晶體的後囊，取出水晶體核與皮質，植入人工水晶體後再縫合

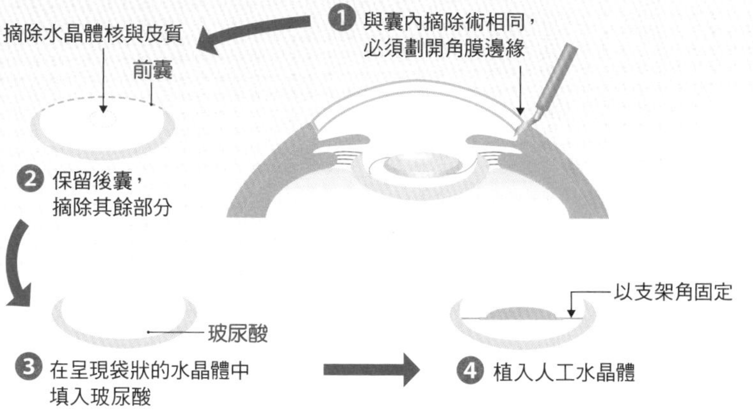
❶ 與囊內摘除術相同，必須劃開角膜邊緣
摘除水晶體核與皮質
前囊
❷ 保留後囊，摘除其餘部分
玻尿酸
❸ 在呈現袋狀的水晶體中填入玻尿酸
以支架角固定
❹ 植入人工水晶體

用語解說 懸韌帶　連接睫狀體與水晶體的彈性組織，位於虹膜後方，具備支撐水晶體懸掛在黑眼珠中央的功能。

在白內障手術中，必須植入人工水晶體，取代已經變混濁的水晶體。雖然植入人工水晶體後視線會變得很清晰，但人工水晶體與真正的水晶體仍有很大的差異。那就是人工水晶體只能對焦在1處。由於水晶體具有柔軟度，可以依照想要看見的距離伸縮睫狀體，改變水晶體的厚度以調整焦距。不過，屬於人工產物的人工水晶體並沒有這項功能。因此，要在怎麼樣的距離對焦就成了至關緊要的問題。

常見的人工水晶體大致上可分為3種，分別是「遠距離專用」、「近距離專用」及「中距離專用」。**遠距離專用**的人工水晶體設計成能清晰看見5公尺以外的遠處，比較適合常在戶外工作的人使用。想要閱讀書籍、處理手部作業時，則必須配戴眼鏡。**近距離專用**的人工水晶體則是能清楚看見30～50公分內的近距離，比較適合常使用電腦、在辦公桌上工作的人使用。需要看遠距離時，也必須配戴眼鏡調整視力。**中距離專用**的人工水晶體，則對焦於1～3公尺處，看近距離與遠距離時都會一片模糊，因此在日常生活中必須花點功夫調整焦距，像是閱讀書籍時要拿遠一點、開車時則需要配戴眼鏡等等。此外，也有可以矯正散光的「矯正散光人工水晶體」，對焦方式也可以從近距離、中距離、遠距離當中做選擇。一旦將人工水晶體植入眼睛後，基本上可以持續使用一輩子。因此一定要配合自己的生活模式，慎重選擇該使用哪一種人工水晶體。上述的人工水晶體都是只能對焦在單一距離的「單焦點人工水晶體」。接下來，則要介紹可以對焦在多種距離的「多焦點人工水晶體」。

焦點固定於 1 處的「單焦點人工水晶體」

與「可以隨意對焦」的水晶體不同，植入單焦點人工水晶體後，眼睛會變得只能對焦於「固定的距離內」

單焦點人工水晶體主要分為3種

1

遠距離專用

（近距離需配戴眼鏡）

可清晰看見5公尺以外的遠處，適合常在戶外工作的人

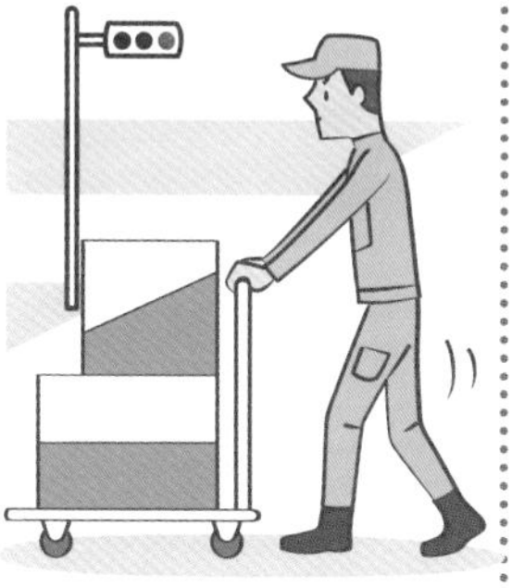

2

近距離專用

（遠距離需配戴眼鏡）

可清晰看見30～50公分左右的近處，適合主要在辦公桌上工作的人

3

中距離專用

（遠距離需配戴眼鏡）

可清晰看見1～3公尺之間的距離，適合看電視或常在室內活動的人

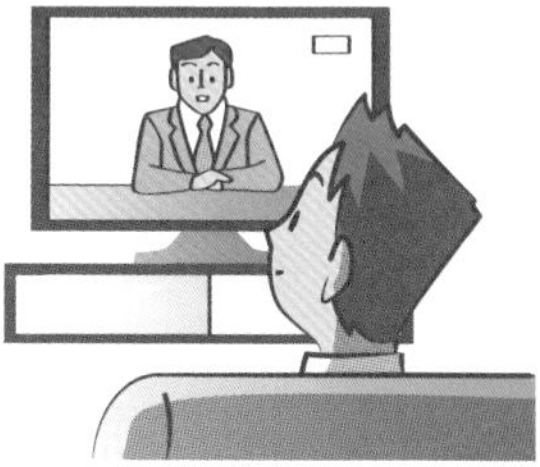

散光 →（矯正散光人工水晶體）

矯正散光問題，有分為近距離、中距離及遠距離專用

無論是哪一種人工水晶體，都必須依照不同的觀看距離，使用眼鏡來輔助調整視力。基本上可以持續使用一輩子，因此最重要的就是必須配合自己的生活模式，慎重選用適合的人工水晶體

白內障的先進醫學「多焦點人工水晶體」

關於多焦點人工水晶體

雖然植入單焦點人工水晶體後，視力情形一定會變得比以往好上許多，但都特地動手術了，還要再繼續配戴眼鏡調整視力，不免會讓人覺得有點可惜。此時，不妨考慮植入設計成只利用1個水晶體就能對焦於多種距離的「多焦點人工水晶體」。

多焦點人工水晶體設計為可以對焦於「遠中距離」、「遠近距離」等，可對焦2種距離的位置。雖然不像真正的水晶體一樣是「有生命的凸透鏡」、無論在哪裡都可任意對焦，但可以讓人同時清晰看見近處及遠方，感覺正像是在眼睛裡植入遠近兩用眼鏡一樣。植入多焦點人工水晶體後，基本上不必配戴眼鏡就能正常生活。儘管如此，還是有其缺點，並不見得適合所有人使用。因為多焦點人工水晶體雖然可以對焦於近處及遠方，但中間卻會有一段距離看不清楚。而且，即使是可以對焦的距離，比起單焦點人工水晶體仍不夠鮮明，不適合需要動手做精細動作的人使用。此外，由於多焦點人工水晶體的對焦方式比較特別，有些人可能需要花上好幾個月才能適應；也有些人始終都適應不了，最後決定重新再動手術。不僅如此，有些人也會產生身在暗處時，對燈光感到刺眼的「眩光現象」、以及在燈光周圍看見光環的「光暈現象」。若是患有青光眼或糖尿病視網膜病變的患者，也無法選擇植入多焦點人工水晶體。最後，多焦點人工水晶體並不適用健保，因此在費用方面也需要留意。

可以對焦於 2 處的「多焦點人工水晶體」

多焦點人工水晶體與單焦點人工水晶體的差異在於？

◇ 單焦點人工水晶體看出去的感覺 ◇

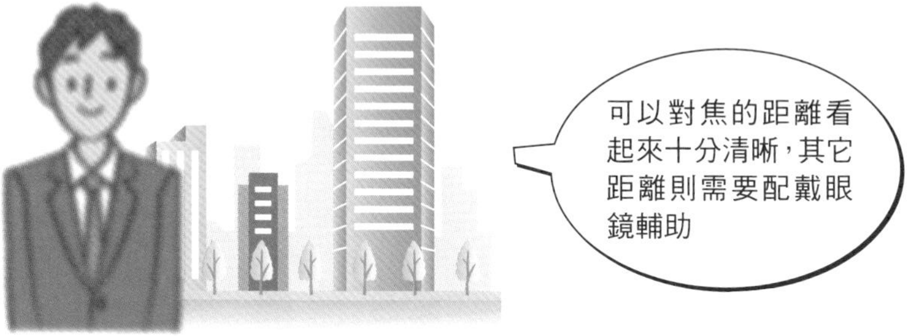

◇ 多焦點人工水晶體看出去的感覺 ◇

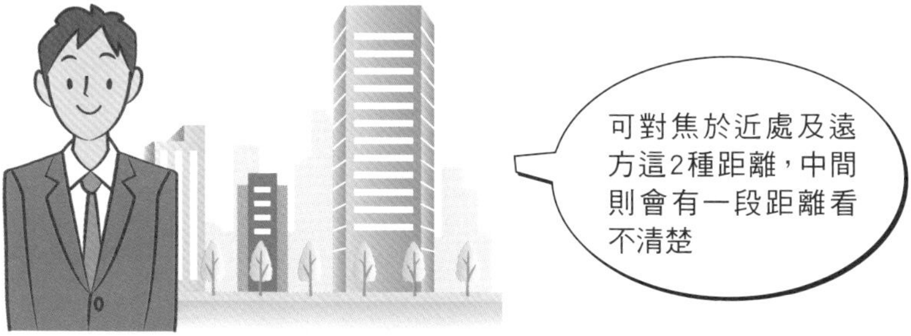

不過，有些人會出現下列現象

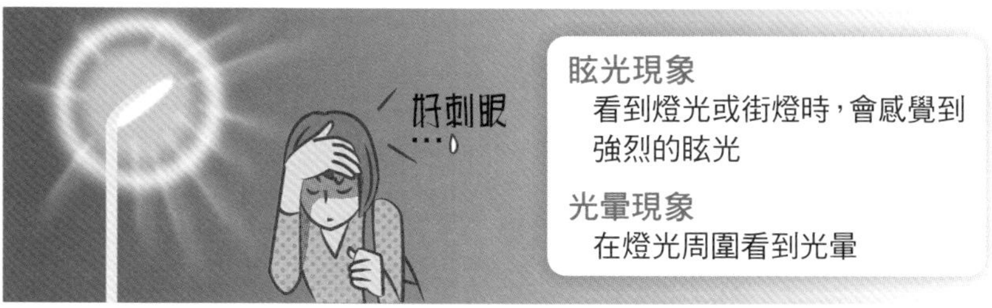
好刺眼…
眩光現象
看到燈光或街燈時，會感覺到強烈的眩光
光暈現象
在燈光周圍看到光暈

不適用於健保的「自費診療」

多焦點人工水晶體在採用健保的診療中，患者必須自行負擔一部分的醫療費用；不過，若是不適用於健保的「自費診療」，則必須由患者自行負擔全額費用。

由於健保診療與自費診療不可以併用，因此這裡所說的「全額」並不只有手術費用而已，而是連手術前後的診療、檢查、用藥、注射、住院費用等，跟治療相關的所有費用都包含在內。所以跟健保診療相比，患者必須負擔的費用相當高昂。因此，可能會有些患者比較希望植入多焦點人工水晶體，但卻因為費用的緣故而放棄。為了降低患者負擔、增加患者的醫療選項，設計出了「先進醫療制度」。為使希望接受最新醫療技術、卻礙於尚不適用於健保的患者，可以順利接受治療，日本特地在最新的醫療技術之中，選出治療效果與安全性皆有保障的項目，在政府認可的醫療機構內，讓患者可以併用健保診療與自費診療。

多焦點人工水晶體這項醫療技術，在前述的醫療機構內需要全額負擔的只有人工水晶體的費用及手術費用，其餘手術前後的診療、檢查、用藥、注射、住院費用等，都可以適用於健保。雖然跟適用於健保的手術比起來，費用還是比較高昂，但對患者造成的負擔已經減少許多。此外，認定多焦點人工水晶體為先進醫療的醫療機構，至2018年3月為止，在日本已超過660件，且每年都在持續增加。此外，由於先進醫療同時也是為了評估該醫療技術是否適用於健保而生的制度，因此，即便是現在屬於先進醫療的醫療技術，以後也可能可以適用於健保。

多焦點人工水晶體治療所需的費用

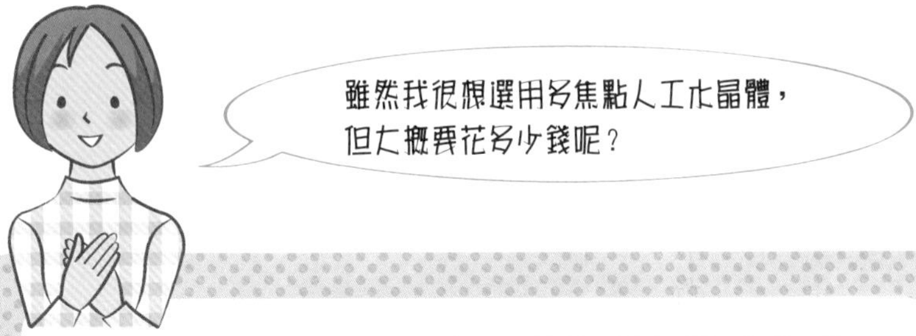
雖然我很想選用多焦點人工水晶體，
但大概要花多少錢呢？

假設單眼治療所需的所有醫療費用為60萬日圓

在先進醫療制度中，若是在日本政府所認定的醫療機構內接受治療，特定的醫療技術可以同時併用健保診療與自費診療

●先進醫療的部分　50萬日圓（人工水晶體費用、手術費）
➡ 患者全額負擔（50萬日圓）

●適用健保的部分　10萬日圓（手術前後的診療、檢查、用藥、注射、住院費用等）
➡ 患者負擔3成（3萬日圓）、保險給付7成（7萬日圓）

⬇

患者需支付的費用　合計　530,000日圓

註：在台灣，白內障手術健保給付年齡及條件為「年齡55歲以上，視力矯正0.5以下」。球面單焦點人工水晶體為健保給付，其餘非球面單焦點、多焦點等人工水晶體則需自費。

術後的注意事項

術後的視覺情形與注意事項

白內障手術算是在比較短的時間內就可以結束，術後30分鐘左右，就能恢復到可自行走路的程度。不過，術後還是會出現視力模糊、乾澀感、容易流淚等，多少還是會有點不適感。而且並不是動手術後就可以立刻看得一清二楚，術後可能會感到眩光、看到黑點飛舞、視野帶藍色調等，都是常見問題。事實上，術後之所以會感受到這些異樣感，都是因為透過變質的水晶體、與透過乾淨的水晶體所看到的世界差異太大所導致。舉例來說，術後之所以會感受到強烈的眩光，是因為手術前那些被混濁水晶體所擋住的光線，現在透過乾淨的水晶體傳送到視網膜上的緣故。雖然這樣的情形會隨著時間過去而漸漸習慣，不過若是感到過於刺眼，建議可戴上太陽眼鏡。

至於黑點飛舞，幾乎都是因為飛蚊症的緣故，並不是因為人工水晶體有問題。由於原本的水晶體過於混濁，原本「看不見」的玻璃體混濁現象，現在看得到了，因而讓人感覺特別在意。此外，術後整個視野看起來好像帶有藍色調是因為原本的水晶體變成黃白色，大腦已經習慣帶有黃色調的視野了，當手術後看到真正的顏色後，反而會感受到強烈的藍色調。這些都是一時之間會讓人感到比較在意的現象，過一陣子之後就可以獲得改善。除此之外，也有些人會因為不習慣人工水晶體的對焦位置，覺得眼前看起來一片模糊。

白內障－術後的視覺情形

**術後並不會立刻就可以「看得一清二楚」。
術後的視覺情形會有下列3個特徵**

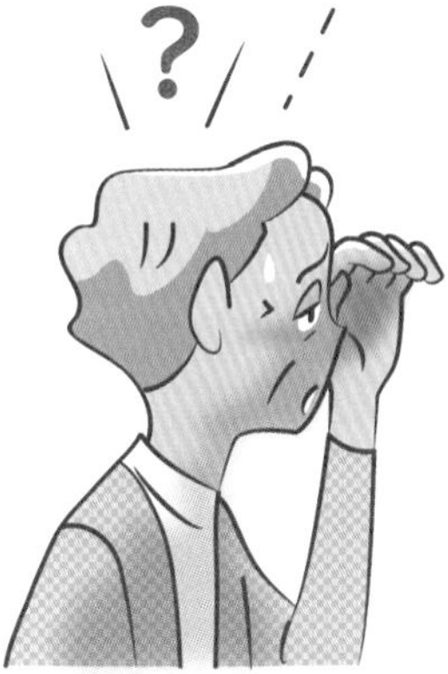

問題	原因
1 眩光 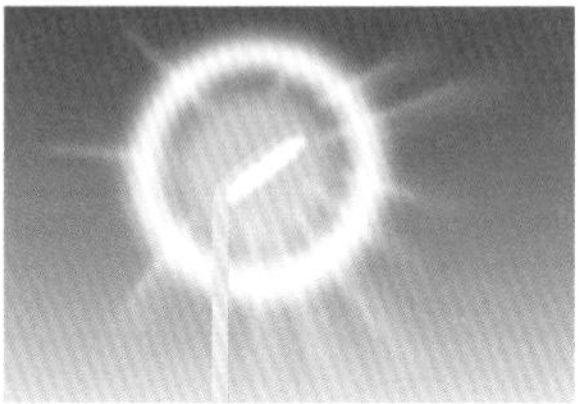	原本被混濁的水晶體擋住的光線，現在完整傳送到視網膜的緣故。
2 看見黑點飛舞 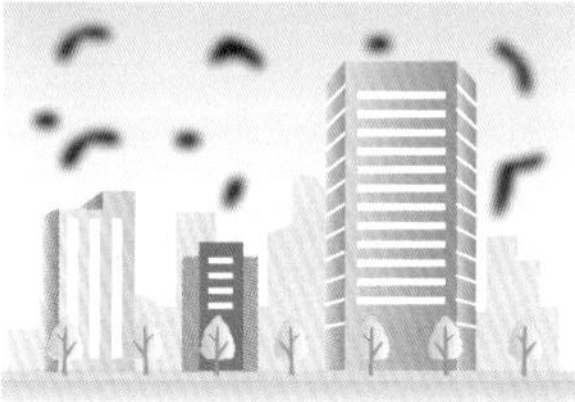	現在能清楚看到玻璃體混濁的緣故。
3 視野看起來帶有藍色調 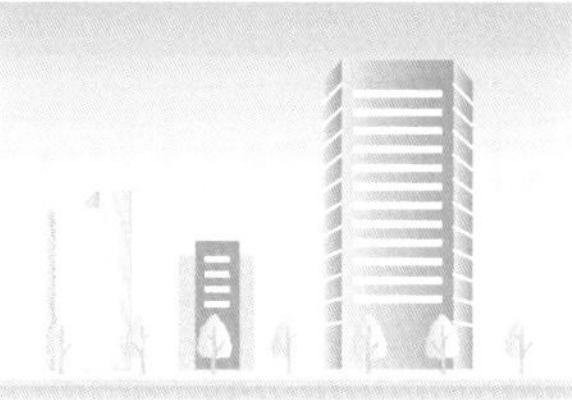	受到變成黃白色的水晶體影響，大腦已經習慣帶有黃色調的視野，當手術後看到真正的顏色後，反而會感受到強烈的藍色調。

> 這些令人在意的問題，都只是暫時性的。若是異樣感持續很久的話，還是必須及早就診！！

用語解說　飛蚊症　視野裡會看到彷彿黑色小蟲或絲線的狀態，原因大多都是因為隨著年齡增長的玻璃體劣化所造成，不過也可能是視網膜剝離的前兆。

配眼鏡的時機與注意事項

接受白內障手術後，大部分的人都會需要配眼鏡。因為人工水晶體不像真正的水晶體一樣是「有生命的凸透鏡」，人工水晶體只能對焦一定的距離而已。

若是選用了對焦在遠距離的單焦點人工水晶體，在閱讀或做手工時，就必須配戴眼鏡；若是選用了對焦在近距離的單焦點人工水晶體，在開車時也需要配戴眼鏡才能矯正視力。此外，若是在手術前就有配戴眼鏡的人，植入人工水晶體後，原本的眼鏡度數就會變得不適合，必須重新配一副新的眼鏡才行。

不過，配眼鏡的時機也需要多留意。不建議大家在手術後立刻去配眼鏡，因為大部分的人都會因為暫時未習慣人工水晶體對焦的位置，而感覺視線模糊一片。等到1～2個月後，雖然會比較習慣，但之後也可能會再出現些許變化。建議至少要等到術後1個月之後、視力比較穩定時，再去配眼鏡會比較妥當。

不過，如果在工作或生活中真的很不方便的話，也可以早點配上一副暫用的眼鏡。若是這樣的話，至少在3個月後一定要確認視力情況。因為要是持續使用不適合的眼鏡，會導致眼睛疲勞，在不知不覺中加重眼睛的負擔。請大家一定要在眼科接受檢查，好好判斷自己要繼續使用當初配的暫用眼鏡、還是要重新配一副新眼鏡。就算動完手術、眼睛也完全恢復，還是要盡量避免對眼睛造成負擔。

術後，配眼鏡的最佳時機是？

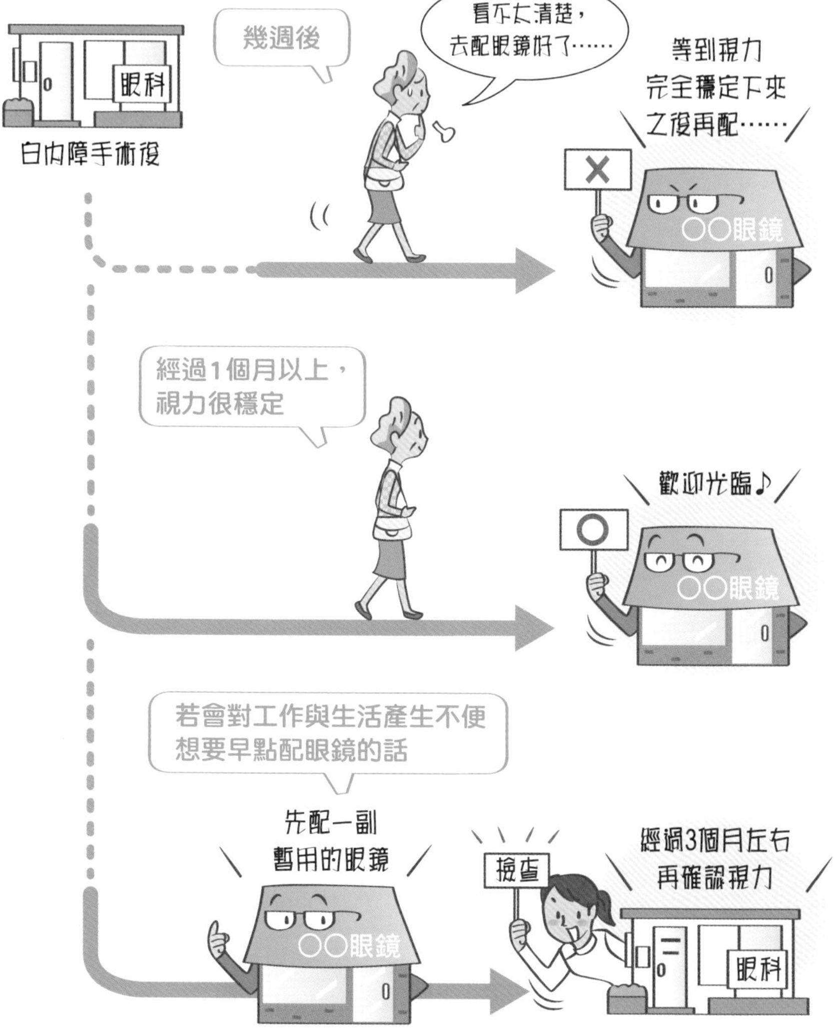

請前往眼科接受檢查後，再決定是否要繼續使用之前配的暫用眼鏡，這點非常重要！

日常生活中的注意事項

白內障手術算是手術時間比較短、也比較簡單的一種眼部手術。不過，這並不代表白內障手術不會對身體造成負擔，術後在日常生活中還是必須多留意。動完白內障手術後，大部分人都會拿到抗生素等眼藥水，一定要遵守用藥說明；若醫師建議要配戴護目鏡，也一定要好好配戴。平常要常保眼睛與眼睛周圍的清潔，避免受到強烈撞擊。尤其是術後的1～2天，一定要留意別讓灰塵進入雙眼，手指也要隨時保持乾淨。為了預防感染，術後1週內不要洗臉、洗頭。頸部以下的身體可以洗，但要避免直接從頭淋浴或泡澡。還有，在使用蓮蓬頭淋浴時，為了避免讓水珠濺到臉部，請不要將蓮蓬頭放在固定的掛架上使用，而是要用手握持蓮蓬頭，才能控制水珠飛濺的方向。臉部的髒污則以擰乾的毛巾輕輕擦拭即可。雖然1週後就可以洗臉，但洗臉時也要注意千萬不能在眼球上施加力道。

術後1週內也要避免化妝，眼妝則要等到1個月後才能畫。此外，由於染、燙髮藥劑的刺激較強，1個月內也要避免染、燙髮。男性若需刮鬍，手術的隔天就可以刮。

關於飲食方面雖然沒有特別的限制，不過由於酒精可能會讓發炎情形惡化，因此在術後1週內請避免飲酒。另外，吸菸吐出的煙霧也會對眼睛造成刺激，術後1週內請避免吸菸。即使自己不吸菸，也可能會受到別人吸菸的影響，因此請避免與吸菸者待在同一室。

用語解說　抗生素　由黴菌等微生物製造而成，是種使用能妨礙其它微生物生長的化學物質所製成的藥物。具備殺菌效果，也使用於感染症的治療上。

術後的注意事項 ①

術後除了要遵守醫師的指示外，在日常生活中也需要多花心思。最重要的就是「保持眼部清潔、避免強烈撞擊」

醫師的指示

開眼藥水處方箋、使用護目鏡等

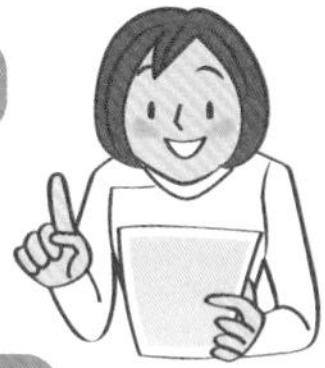

日常生活的注意事項

保持眼部清潔

術後1～2天絕對不能讓灰塵進入雙眼，要讓手指保持乾淨

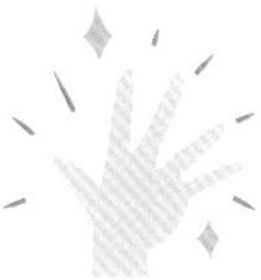

入浴

1週內禁止洗臉、洗頭。頸部以下OK。請只用淋浴方式洗澡，避免泡澡

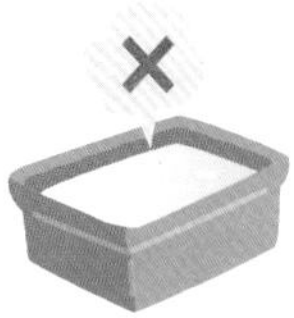

臉部髒污

用擰乾的毛巾輕輕擦拭

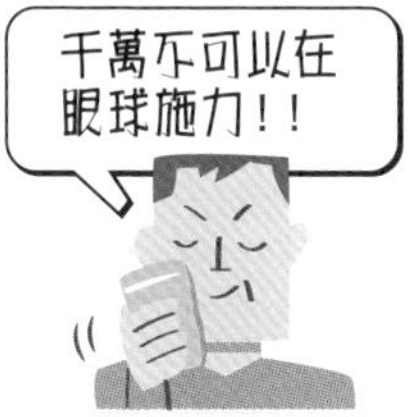

化妝

1週內避免化妝。尤其是眼妝，1個月內都不要畫

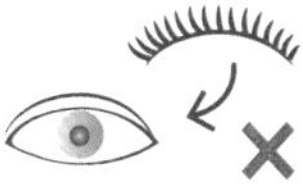

染髮・燙髮

1個月內避免染燙髮

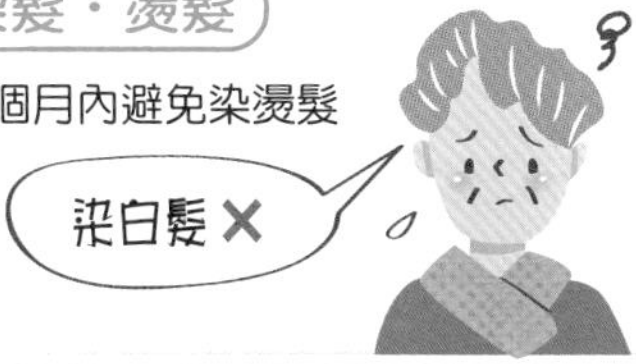

刮鬍

隔天可以刮鬍

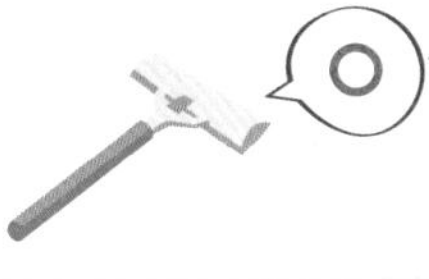

用餐・飲酒

飲食方面沒有特別限制。酒精可能會使發炎情形惡化，1週內請不要飲酒

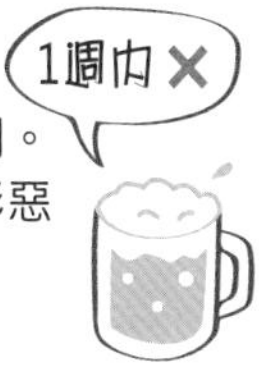

吸菸

1週內不可吸菸。也要注意其他吸菸者吐出的煙

※可藉此機會戒菸

什麼時候可以正常工作、運動、旅行、開車呢？

動了白內障手術之後，生活上會受到什麼程度的限制呢？在工作方面，如果是室內的文書工作，隔天起就可以如常進行。不過，由於剛動完手術後眼睛會比較容易疲累，應留意多讓眼睛休息，千萬不可以勉強自己加班。若是戶外的工作或必須搬運沉重物品等勞動工作，則應與醫師討論。一般來說在術後1個月左右避免勞動會比較安全。家事方面，手術隔天就可以做比較輕鬆的家事，若要搬運沉重物品、會揚起灰塵的大掃除等則請避免。

運動方面，手術隔天就可以稍微散步，若是會流汗的運動，則要等到1週後再做會比較好。請注意千萬別讓汗水進入雙眼。若是高爾夫球等運動，則要等到1個月後再進行。此外，若是游泳的話，由於游泳池的水可能會進入雙眼，暫時休息1個月會比較好。在這之前若一定要游泳，請一定要配戴泳鏡。

至於旅行，如果是近處，1週後就可以去旅行，不過如果是出國等遠程旅行，還是先暫緩1個月會比較好。因為要是眼睛出現異狀，就必須頻繁前往醫院接受治療。還有，術後1個月內請避免在旅行當地泡溫泉、或使用大澡堂。

另外，要等到視覺情形比較穩定之後才能開車。一般而言，術後1週左右就會比較穩定，不過每個人狀況不同，請跟醫師討論後再決定何時可以開車。雖然白內障手術對身體的負擔相對較輕，但千萬別忘了術後的眼睛會比平常更容易受到刺激與感染。

術後的注意事項 ②

必須控制工作、運動、家事等生活活動的期間

工作

隔天起就可以處理辦公桌上的文書工作

戶外的工作或勞動工作，應等1個月左右再做

家事

隔天起

應避免搬運沉重物品、會揚起灰塵的大掃除

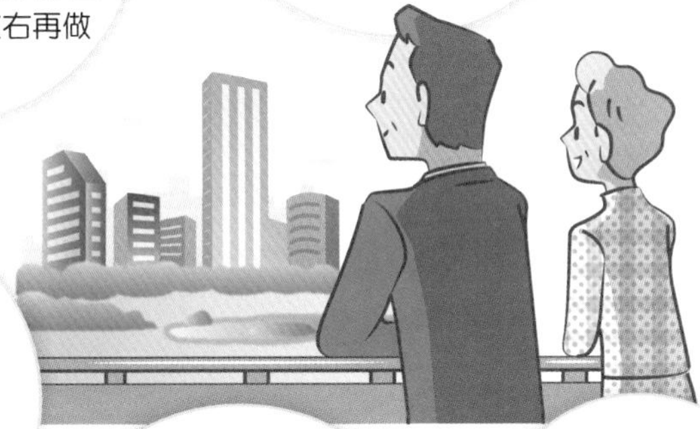

運動

隔天起可以稍微散步

會流汗的運動要相隔1週左右
游泳、高爾夫則必須相隔1個月

旅行

近距離旅行應相隔1週
出國旅行則應相隔1個月

溫泉、大澡堂：相隔1個月左右

開車

相隔1週左右

以上時間僅供參考，由於眼睛的狀況因人而異，最重要的是一定要與主治醫師討論過後，再重新回到原本的生活

必須留意術後的併發症

接受白內障手術後，最可怕的就是細菌感染。由於手術中會切開眼睛、在眼睛內放入對人體而言是異物的人工水晶體，術後感到眼睛乾澀、容易充血等某種程度的異樣感都是很正常的現象。術後一段時間內，也會覺得眼前看起來模糊一片，對於光線刺激比較敏感。不過，萬一傷口受到細菌感染、引起眼睛發炎等異狀，一定要告訴醫師。

要是視力急速下滑、或感到強烈的疼痛感，就必須立刻前往醫院。此外，就算已經過了好幾個月，視力已穩定下來，也不能掉以輕心。因為手術後也可能會發生「續發性白內障」、「前囊收縮」等併發症。續發性白內障是指在術後幾個月～幾年後，後囊出現混濁，讓視力變得朦朧不清。據研究報告指出，在做過白內障手術的患者中，1年後約有10％、3年後約有20％、5年後約有30％的人會發生續發性白內障。而前囊收縮則是當初切開囊袋的部位縮小的現象。由於前囊縮小的緣故，使得光線難以進入眼睛，所以會影響到視力。

無論是哪一種併發症，都可以藉由雷射治療解決。為了及早發現，動了白內障手術之後一定要定期檢查眼睛。另一方面，雖然手術後視力會變好，但卻不代表可以恢復得跟年輕時一樣。因為對眼睛造成的負荷，都會造成損傷。除了平常要防範紫外線之外，也要留意獲取充足的休息、睡眠，不要讓眼睛過度疲勞，就是日常生活的準則。

術後有那些併發症

細菌性眼內炎

白內障手術後，細菌可能會從傷口入侵，引起眼睛發炎

若出現這些症狀要多加留意！

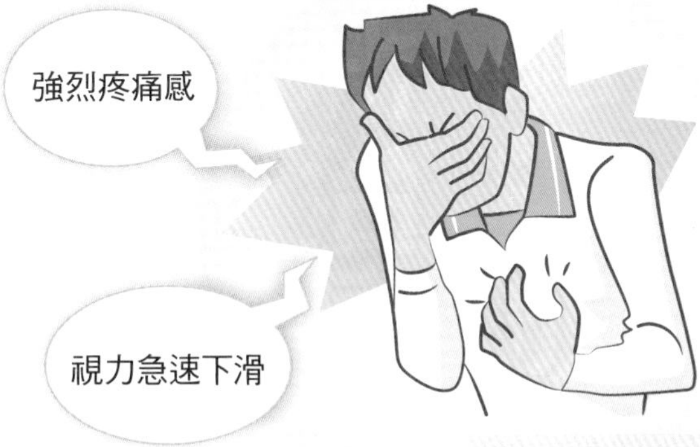
強烈疼痛感
視力急速下滑

若出現這些症狀，
一定要立刻前往醫院！

（其它的併發症）

續發性白內障

後囊變得混濁，導致視力朦朧不清

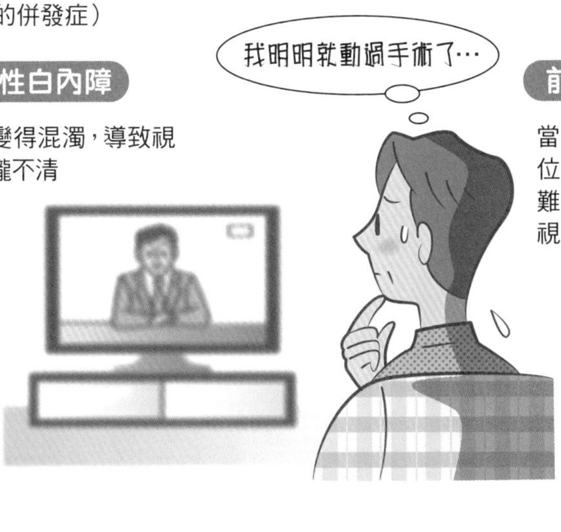
我明明就動過手術了…

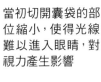

前囊收縮

當初切開囊袋的部位縮小，使得光線難以進入眼睛，對視力產生影響

若同時患有白內障與青光眼

有些白內障患者會併發青光眼。不過，白內障與青光眼之間並沒有關聯性。

並非罹患了白內障，就容易連帶引發青光眼，反之亦然。不過，這兩種都是在中高齡患者身上容易出現的眼部疾病，隨著高齡化社會來臨，想必罹患這兩種疾病的患者也會越來越多吧！

此外，有些可以減緩青光眼病程的藥物，反而會容易導致白內障惡化，在重度白內障的情況下，還可能會阻礙房水排出，使得眼壓急速上升，引發急性青光眼。

在同時患有白內障與青光眼的情況下，可能需要採用比較特別的治療方式。舉例來說，在白內障的手術中，可以同時進行青光眼手術；若是青光眼惡化的速度比較快，就可能要先暫停白內障的治療，以青光眼治療為優先。

一定要徹底確認患者的狀態，考慮哪一種治療方式對視力的損害比較小、該怎麼做才能讓患者長久保有良好的視力，再選擇恰當的治療方式。

千萬不要自我放棄，請與主治醫師仔細商量討論，才能保護自己的眼睛。

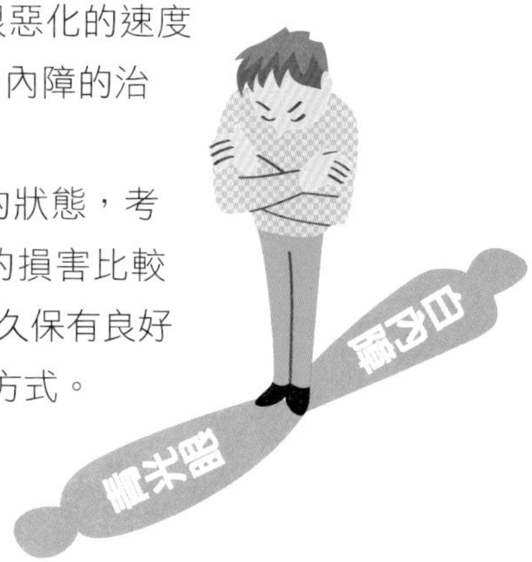

第3章

青光眼的成因與最新治療

青光眼是一種會造成視野漸漸缺損的疾病。現在就從罹患的原因、青光眼的種類、治療到手術一一說明。

青光眼是什麼樣的疾病？

在不知不覺中，視野漸漸缺損

據說40歲以上的日本人，每20人就會有1人（在台灣每50人就可能有1人）罹患青光眼，可說是一種近在身邊的眼部疾病。青光眼的症狀是視野會逐漸缺損、視野中看不見的部分會越來越多。雖然大部分的情況下病程會緩慢惡化，但視野一旦喪失就再也無法恢復如昔，最嚴重的情況下甚至會完全失明。

青光眼是日本人後天失明原因第1名（註：台灣為第2名）。在「青光眼診療方針（第4版）」中，指出目前日本約有465萬名青光眼患者（註：在台灣罹患青光眼人數已逾34萬人）。不過，根據2000～2001年推行的青光眼流行病學調查（多治見研究），推測患有青光眼的患者中，有接受醫師診療的人只占全體的10％左右，剩下的90％都是處於沒有就醫的狀態。為什麼青光眼明明近在身邊、而且是可能會招致失明的嚴重疾病，患者接受治療的比例卻如此低呢？

因為青光眼這種疾病的特性，會大大影響患者就醫的意願。青光眼之所以會導致視野缺損，是因為過高的眼壓對視神經造成傷害，該部分的視覺資訊無法傳送至大腦中所致。可是，儘管眼壓過高、視神經受到傷害，眼睛卻絲毫不會感到疼痛。不僅如此，即使青光眼已經開始造成視野缺損，但在初期卻很難讓人有所自覺。大多數患者察覺到視野變得不太對勁時，其實已經損失了大部分視野了。

好發於中高齡人士的青光眼

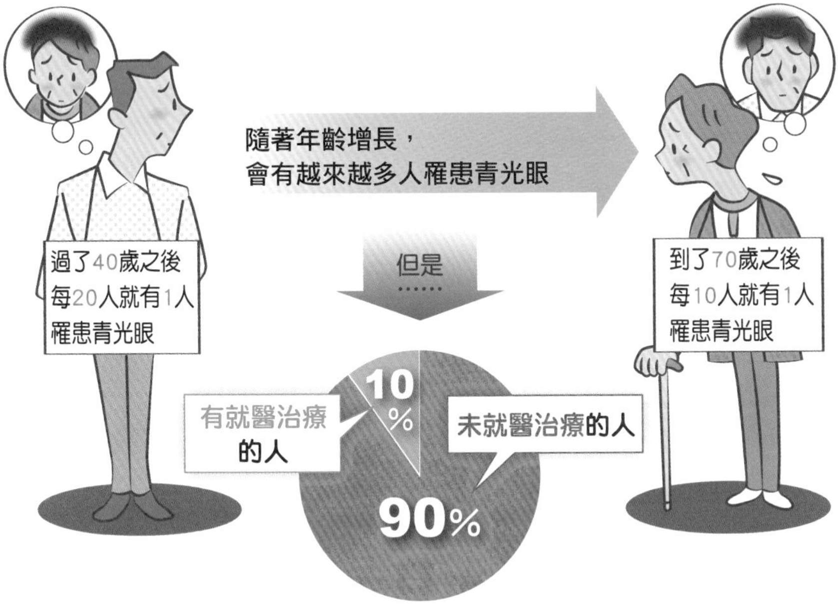

在日本，據說罹患青光眼的患者高達**465**萬人，
是後天失明原因的第**1**名

日本人後天失明的原因

引用自《日本眼科學會雜誌〈日本視覺障礙的原因與現狀2014年〉》

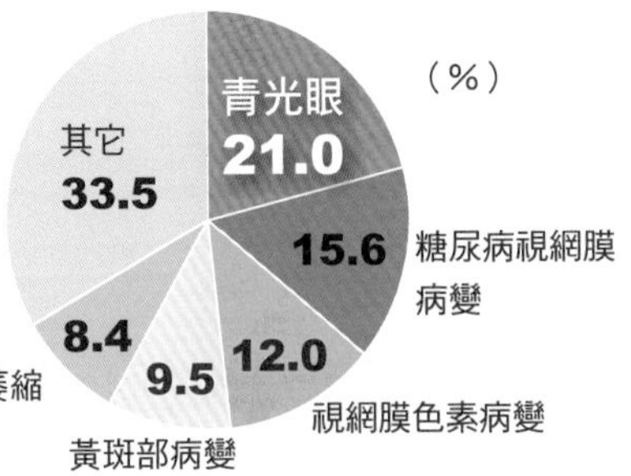

房水與眼壓的關聯是？

事實上，引發青光眼的原因目前還沒有完全明朗。不過可以肯定的是，眼壓過高會引起青光眼，在治療上也是以控制眼壓為主。那麼，對眼睛而言，眼壓究竟具有什麼樣的意義呢？

製造出眼壓的是房水，所謂的房水是由睫狀體分泌出的無色透明液體，在眼睛內部輸送氧氣及營養至玻璃體、水晶體、角膜等不含血管的組織，並且排出老廢物質。睫狀體分泌出的房水，會沿著水晶體表面從後房流到前房，接著經過小樑網，流進許萊姆氏管。眼睛的前後房是由房水所填滿，必須維持適當的房水量，才能為眼球內部施加壓力、讓眼球保持圓形的狀態。唯有讓房水的分泌與排出保持平衡，才能將眼壓控制在適當的範圍內。

眼壓在一天之中多少都會有些變化，這是正常的波動，而且也會隨著季節產生改變，正常的眼壓會在10～21mmHg之間。不過，若是因為某些原因導致房水的分泌與排出失衡，當眼睛內的房水量增加，眼壓就會變得太高。這麼一來，眼球內部會對視網膜造成壓迫，尤其是在眼睛最深處的視神經乳突便會大大凹陷。

視神經乳突是視網膜上視神經與神經纖維最集中的部位，在構造上相當脆弱，無法承受壓力，當一部分的視神經乳突受到損傷，該區的神經就沒辦法將視覺資訊傳送到大腦，導致視野中出現一部分看不見的區域。但是在青光眼初期，患者幾乎沒辦法察覺到視覺上產生缺損。

用語解說　許萊姆氏管　許萊姆氏管是負責將從前房流過來的房水排到隅角的管道。環繞著鞏膜內的角膜周圍，在隅角處有許多小孔洞。

房水會影響眼壓

過高的眼壓就是引發青光眼的原因之一。藉由房水均衡的供給與排出，才能控制眼壓

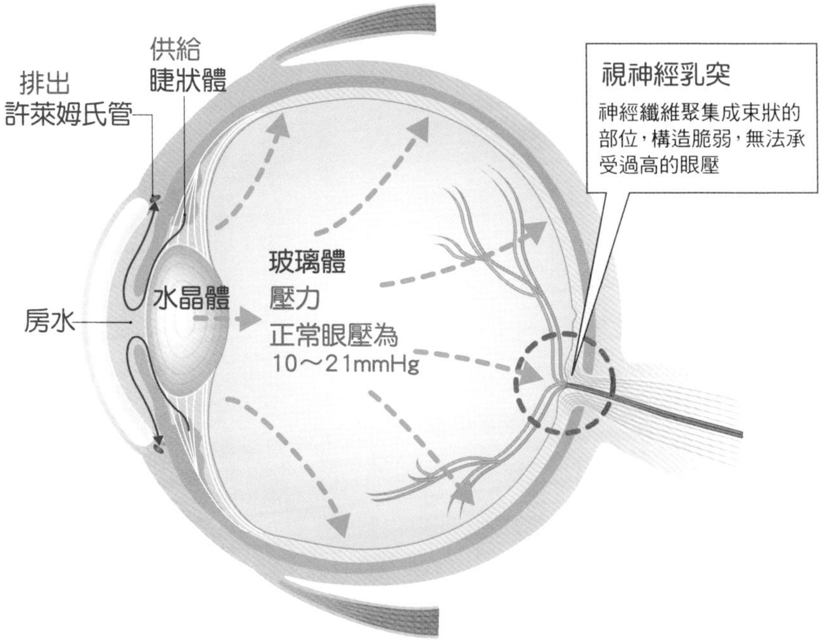

不過，萬一房水的供給與排出失衡……

眼壓過高 ➡ 對視神經乳突施加強烈壓力

這麼一來……

一部分視神經會受到損傷，使得視覺資訊無法正確傳送至大腦

這就是青光眼的初期症狀

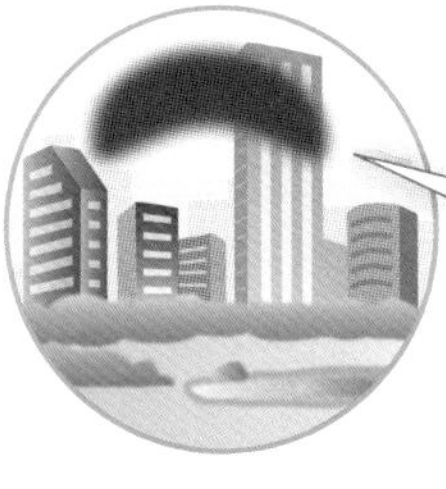

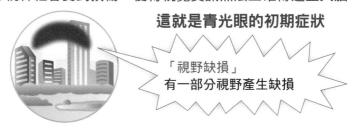

「視野缺損」
有一部分視野產生缺損

為什麼青光眼不容易出現自覺症狀呢？

青光眼會因為眼壓上升而使視神經受到損傷，讓視野漸漸出現缺損，這就是所謂的「視野缺損」與「視野狹窄」。但即使視野已經開始出現缺損，我們依然難以察覺，原因有下列這幾項。

第一個原因就是我們擁有2隻眼睛。青光眼造成的視野缺損，大部分都是先從單隻眼睛開始。可是，因為我們平常基本上都是使用雙眼來看物品，就算單隻眼睛出現了視野缺損的現象，另一隻眼睛也會幫忙整合視覺資訊，讓我們處於「看得見」的狀態。

第二個原因是，視野缺損是以極為緩慢的速度逐漸惡化。就算眼前的視野變得越來越狹窄，也會因為長時間下來已經習慣這樣的視野而難以察覺改變。尤其是從視野周圍開始產生缺損的視野狹窄情形，有很多患者都已經惡化到非常嚴重的程度，卻依然沒有察覺。

當患者察覺「好像看不太到」、「眼前看起來怪怪的」，而前往醫院就診時，通常視野已經缺損一半、到了青光眼中期的程度，這樣的患者並不在少數。因青光眼而缺損的視野，不可能重新恢復如昔。因為即便接受治療，曾受損過的視神經也無法恢復、再生，而這就是青光眼最可怕的地方。

除了急性青光眼，一般青光眼的病程惡化速度非常緩慢。若是5年、10年都置之不理，青光眼就會一點一滴地惡化到無法挽回的局面。一旦罹患青光眼，最重要的就是要早期發現、早期治療。

明明看不到，卻無法察覺！？

為什麼視野已經開始缺損，卻不會產生自覺症狀呢？
主要有2個原因

1 在看東西時，兩眼會互補

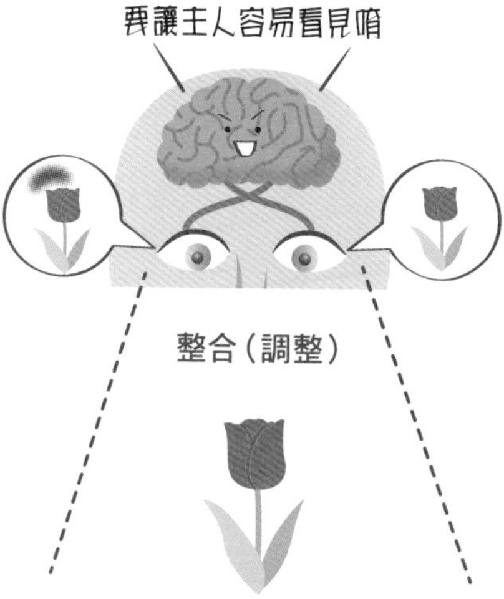

缺損的症狀會從單隻眼睛開始出現，而單隻眼睛缺損的部分，會由兩隻眼睛互補獲得調整

2 病程惡化速度非常緩慢

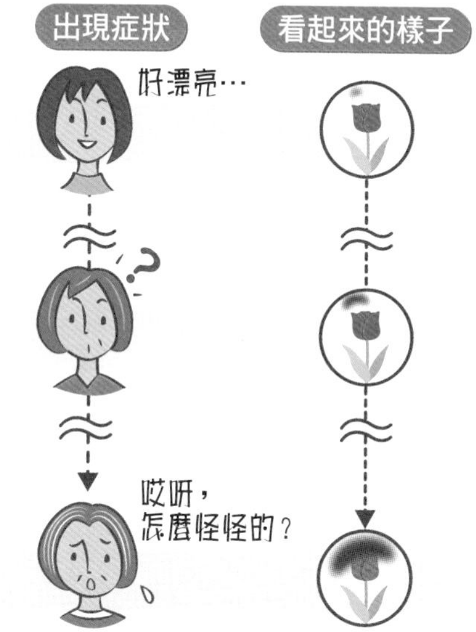

視野逐漸缺損的視覺障礙，是一點一滴地慢慢惡化

讓人不易發現自覺症狀

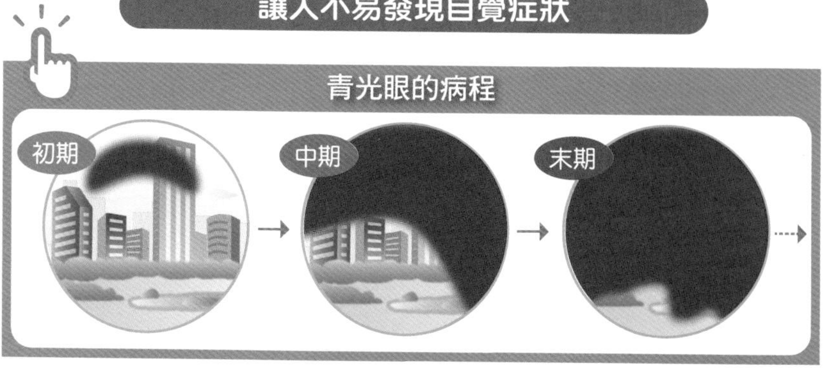

青光眼的種類

原發性隅角開放型青光眼、正常眼壓性青光眼

青光眼可區分為好幾種類型。首先，可依引發原因大致區分成2類，也就是因某些疾病或受傷等原因所引起的「續發性青光眼」、以及沒有特定原因卻出現症狀的「原發性青光眼」。罹患青光眼的患者之中，有9成都是屬於原發性青光眼。

原發性青光眼又分成2種，分別是作為房水出口的隅角變狹窄所導致的「原發性隅角閉鎖型青光眼」、以及隅角寬度正常的「原發性隅角開放型青光眼」。原發性隅角開放型青光眼雖然隅角可以正常發揮功能，但位於隅角前方的許萊姆氏管連接的網格狀小樑網產生堵塞，導致房水無法正常排出，使得眼壓上升。原發性隅角開放型青光眼具有高度遺傳性，且常好發於40～50歲左右近視的人、以及糖尿病患者。

不過，在原發性隅角開放型青光眼之中，有些人的眼壓在10～21mmHg的正常範圍內，卻依然罹患青光眼，這稱之為「正常眼壓性青光眼」。事實上，日本的青光眼患者中約有6～7成都是屬於正常眼壓性青光眼，而且還有逐年增加的趨勢。為什麼眼壓正常卻會罹患青光眼呢？原因目前依然不得而知。不過一般認為，罹患正常眼壓性青光眼的人，可能是因為「視神經乳突」的構造較脆弱、視神經附近的血液循環不佳，或因年齡增長而使眼睛組織變脆弱等緣故而罹患青光眼。

引起青光眼的成因可分為好幾種類型

續發性青光眼

因疾病、受傷、藥物等
造成眼壓上升所引起的青光眼

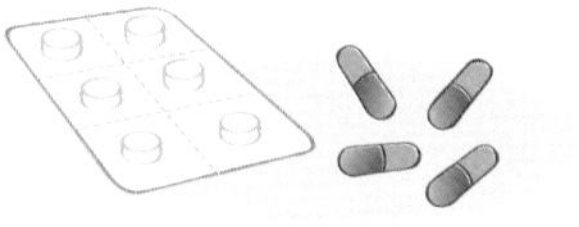

原發性青光眼

沒有特定原因、
眼壓卻過高的青光眼

原發性隅角閉鎖型青光眼

位於房水出口的隅角，因年齡增長等原因而變狹窄所引起的青光眼

原發性隅角開放型青光眼

隅角開口寬度正常，但由於排出房水的濾網──小樑網產生阻塞所引起的青光眼

→ **眼壓上升**

正常眼壓性青光眼

眼壓在10～21mmHg的正常範圍內，卻出現症狀的青光眼

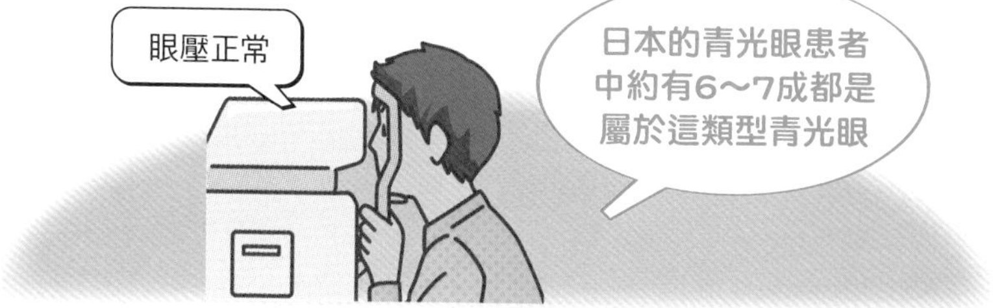
眼壓正常
日本的青光眼患者中約有6～7成都是屬於這類型青光眼

用語解說　視神經乳突（視神經盤）　網膜上神經纖維匯集成視神經，延伸出眼球的區域，由於沒有視細胞，因而無法感光，形成視野中的盲點。

原發性隅角閉鎖型青光眼

原發性隅角閉鎖型青光眼是因為隅角變狹窄所引起。所謂的隅角，是指角膜與虹膜之間的部分。負責將氧氣與營養輸送至水晶體與角膜的房水，從睫狀體分泌出來後，會從後房流到前房，接著經過隅角，與老廢物質一起流往許萊姆氏管後排出。但由於隅角變狹窄的緣故，使得房水的分泌與排出系統失衡，導致眼壓上升。隅角之所以會變窄，是因為水晶體隨著年齡增長會逐漸增厚，擠壓到虹膜，造成虹膜根部扭曲、睫狀體產生變形等等。雖然房水排出受阻情況緩慢，但多少都會殘留房水，於是便引發慢性原發性隅角閉鎖型青光眼。

青光眼的病程進展緩慢。最可怕的是，當隅角徹底阻塞、再也無法當作房水出口的狀態，會使得房水的排出幾乎完全停止，導致眼壓急速上升。一旦如此便會引發「急性青光眼」，要是在發生後的48小時內，沒有及時處置，極高的眼壓會造成視神經受到嚴重損傷，甚至有失明風險。至於引發急性青光眼的原因，通常是因為長時間維持向下的姿勢、過於興奮、過度用眼、在黑暗中看東西、失眠、過勞、壓力過大、使用散瞳劑之後眼睛發炎或長出贅生物等。

一旦引發急性青光眼，眼睛會感到強烈的疼痛，還會出現頭痛、想吐、結膜充血、角膜浮腫、角膜混濁、瞳孔擴大等症狀。雖然急性青光眼是非常可怕的疾病，不過只要及時做出適當處置，還是可以避免失明。若感受到上述的不適症狀時，就必須立刻前往眼科就診。

用語解說

散瞳劑　能讓瞳孔放大的藥水。平常瞳孔在照射到強烈光線時就會變大，不過進行眼底檢查時，為了從瞳孔看清楚眼球內部狀態，就會使用散瞳劑。

原發性隅角閉鎖型青光眼

一旦排出房水的出口「隅角」變狹窄……

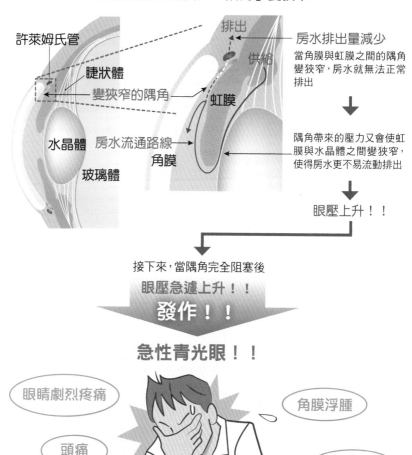

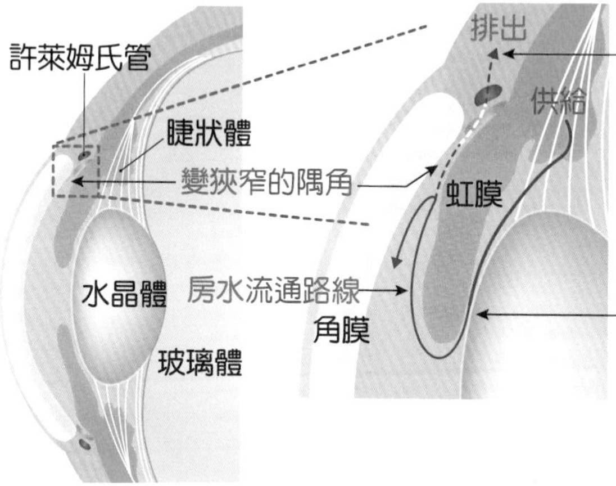

房水排出量減少

當角膜與虹膜之間的隅角變狹窄，房水就無法正常排出

↓

隅角帶來的壓力又會使虹膜與水晶體之間變狹窄，使得房水更不易流動排出

↓

眼壓上升！！

↓

接下來，當隅角完全阻塞後

眼壓急遽上升！！

發作！！

急性青光眼！！

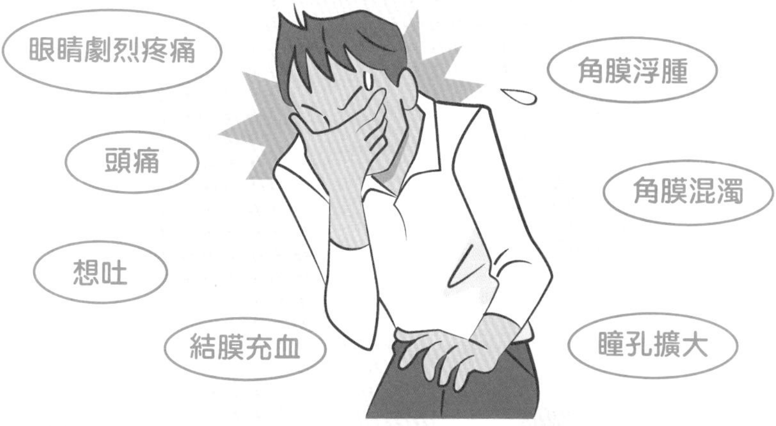

若發作後48小時之內沒有採取處置，會有失明之虞……

續發性青光眼是由於疾病及治療用藥，或受傷等原因所引起的青光眼。續發性青光眼也分為隅角開放型及隅角閉鎖型這2種。隅角開放型是因為小樑網或許萊姆氏管等部位阻塞，在隅角以外的部位發生異常，導致眼壓上升所引起，至於發生原因，可能是糖尿病視網膜病變、白內障、葡萄膜炎等眼部疾病，或運動、意外造成的外傷，除此之外也有可能會受到白內障手術或玻璃體手術等外科手術的影響而引發續發性青光眼。而若罹患糖尿病，視網膜的微血管就可能會產生阻塞或出血等，為了解決這情形，會生長出「新生血管」。新生血管可能會阻礙房水排出，引發「新生血管性青光眼」。

而隅角閉鎖型續發性青光眼則是因為隅角變狹窄，使房水排出受阻，導致眼壓上升。這會使虹膜沾黏在其它組織上，進而遮擋住瞳孔、或水晶體異常而發病。這類型青光眼的原因通常是葡萄膜炎所引起，或是眼內惡性腫瘤、經過視網膜剝離的手術後水晶體產生異常所導致。此外，也有青光眼是因藥物所引起，像是長期使用類固醇，也會使房水難以排出，引發「類固醇性青光眼」。

在面對續發性青光眼時，首先必須處理的是引起青光眼的病因，優先治療該疾病。等到該症狀的情況好轉後，基本上續發性青光眼的眼壓也會順利下降。不過在某些情況下，也會同時進行青光眼的治療。此外，即使是因藥物而引起，也絕對不可以在沒有與主治醫師討論情況下擅自停藥。

因疾病或受傷造成眼壓升高的「續發性青光眼」

續發性青光眼可依照隅角的狀態，大致上分為2種類型

1 隅角開放型「續發性青光眼」

主要原因

白內障等眼部疾病

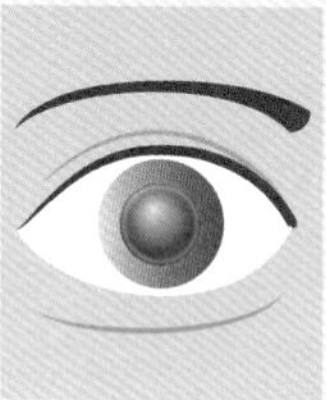

因受傷或意外等，使眼部受到強烈撞擊

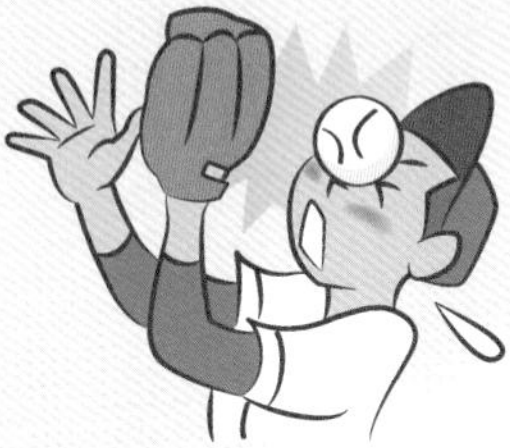

……此外，還有葡萄膜炎、糖尿病視網膜病變等原因……

2 隅角閉鎖型「續發性青光眼」

主要原因

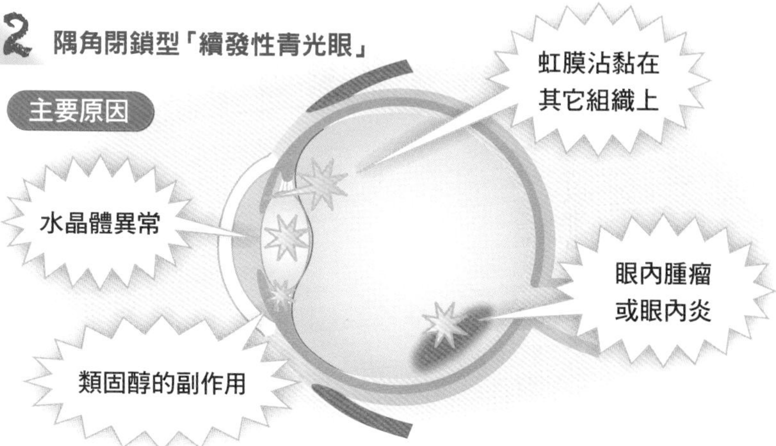

面對續發性青光眼，要優先治療引發青光眼的疾病，經過治療後，大部分患者的眼壓都會連帶下降

用語解說

新生血管性青光眼　因糖尿病等併發症所引起。當糖尿病逐漸惡化，眼球內會長出新生的異常血管，造成隅角阻塞，使得房水無法順利排出，使眼壓上升，引起青光眼。

先天性青光眼是因為先天性的原因，導致眼壓變高所引起的青光眼，近年來由於配合國際用法，也稱之為「嬰幼兒型青光眼」。依照引發青光眼的原因，大致上可區分為「原發性嬰幼兒型青光眼」與「續發性嬰幼兒型青光眼」。

「原發性嬰幼兒型青光眼」是因為先天性的眼睛隅角發育異常，使得房水無法順利排出，導致眼壓上升而引起的青光眼。出生後0～1個月的新生兒時期、1～24個月的嬰幼兒，或是2歲以上兒童眼壓變高的情況，都總稱為「原發性先天性青光眼」，又稱為「早發型先天性青光眼」。過高的眼壓會使得鞏膜或角膜被拉開，造成眼球看起來異常的大，也就是俗稱的牛眼。

雖然是因為隅角出現異常，但症狀比較輕微，4歲之後發生的青光眼被稱為「幼年型隅角開放型青光眼」；以前則稱作「遲發性先天性青光眼」。幼年型隅角開放型青光眼的情況下，眼球並不會出現變大等眼睛形狀異常的現象。而「續發性嬰幼兒型青光眼」通常是因為其它疾病所引起的併發症。唐氏症或代謝異常等先天性疾病可能會引發「先天性疾病所引起的青光眼」，或與生俱來的眼部異常所引起「與先天性眼睛發育異常有關的青光眼」。此外，若是因葡萄膜炎或外傷等在產後發生的疾病，也可能會引起「後天因素的續發性青光眼」。因為先天性白內障等原因，在手術後引發的青光眼，則另外歸類為「白內障術後的青光眼」。

「先天性青光眼」

先天性眼睛隅角發育異常，房水無法順利排出所引起的青光眼

原發性嬰幼兒型青光眼

原發性先天性青光眼（早發型青光眼）

與生俱來的眼睛隅角發育異常，
從新生兒時期～3歲發生症狀

幼年型隅角開放型青光眼（遲發性先天性青光眼）

與生俱來的眼睛隅角發育異常，
在4歲以後才發生症狀

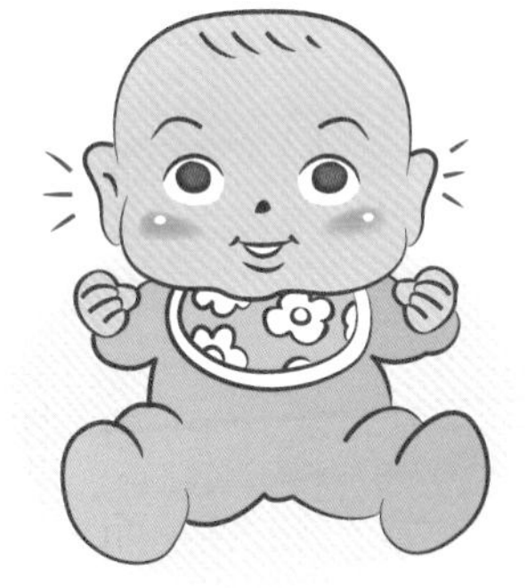

續發性嬰幼兒型青光眼

其它疾病的併發症所引起的青光眼

其它的先天性青光眼

	原　因
先天性全身性疾病所引起的青光眼	唐氏症或代謝異常
與先天性眼睛發育異常有關的青光眼	與生俱來的眼睛異常等
後天因素的續發性青光眼	葡萄膜炎、外傷等在產後發生的疾病
白內障術後的青光眼	先天性白內障的手術

青光眼的治療

有3種治療方式可選擇

若置之不理的話，青光眼是一種會導致失明的可怕疾病。不過，現在已經有各式各樣的治療方式，好的藥物也越來越多。只要接受適當的治療，就可以延緩病程惡化，也可能可以維持視野一輩子。值得注意的是，治療青光眼並不會使視力變好。因為以目前的醫學而言，已經死亡的視神經不可能重新恢復，已經喪失的視野也無法重新獲得。請大家一定要記住，治療青光眼的目的是「維持現狀」，以這樣的前提繼續接受治療。

要保護活著的視神經，就必須降低眼壓。若是有會使眼壓上升的原因，能治療的話就必須治療。如果是沒有特定原因、眼壓就上升的原發性隅角開放型青光眼，基本上會採取藥物治療使眼壓下降。即使是眼壓在正常範圍內的正常眼壓性青光眼患者，也要利用藥物來降低眼壓。

要是藥物無法有效降低眼壓，就必須進行雷射治療。在排出房水的出口進行雷射手術，解決妨礙房水排出的原因。此外，如果是眼壓急速上升的急性青光眼，則必須盡速降低眼壓，因此也會以雷射的方式治療。萬一雷射後效果不彰，則必須進行手術。也就是使用手術刀，在排出房水的出口處進行外科手術。

青光眼的 3 種治療方式

■ 治療青光眼的目的 ■

「維持現有的視野」
已經受到損傷的視神經不可能恢復原狀。
降低眼壓是為了要保護目前還活著的視神經

原發性青光眼的情況

1

藥物療法

利用藥物降低眼壓

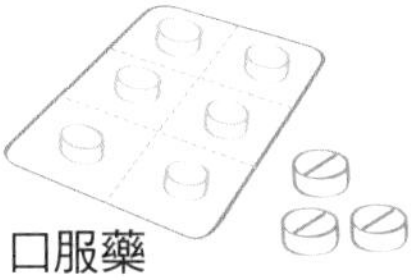
口服藥

眼藥水

※正常眼壓性青光眼
也要降低眼壓

2

雷射療法

以雷射的方式製造出
房水的通道

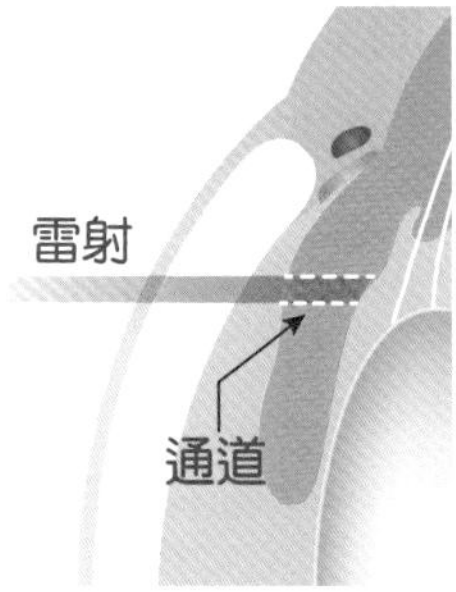

3

手術療法

使用手術刀製造出
房水的通道

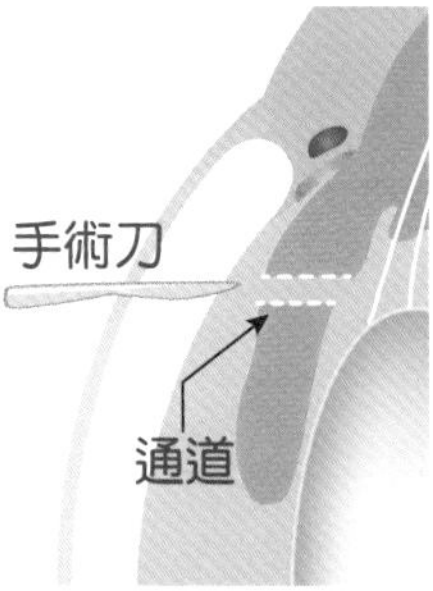

續發性青光眼的情況 → 治療引起青光眼的疾病

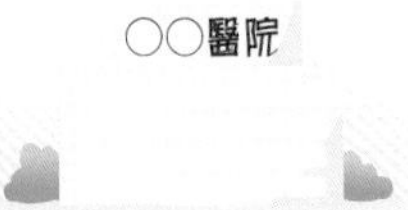

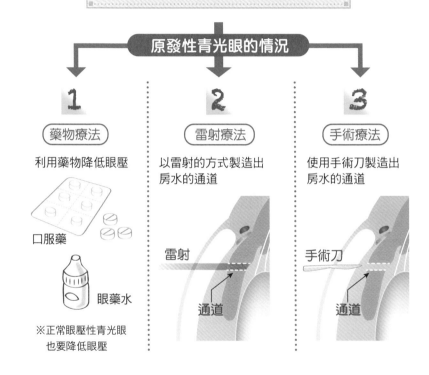

大部分青光眼都是以藥物療法為主

治療青光眼基本上是以藥物療法為主。治療的目標是盡可能延緩病程惡化，並維持目前的視野，所以才必須利用藥物來維持適當的眼壓，避免眼壓過高對視神經造成直接傷害。即便是眼壓正常的正常眼壓性青光眼也要這麼做。罹患正常眼壓性青光眼的患者，即使眼壓數值正常，但因為眼睛組織可能會比較脆弱、容易受到損傷，因此也需要降低眼壓，以減少眼壓對視神經造成的壓迫。不過，由於房水負責將氧氣及營養輸送至沒有血管的眼睛裡，而且也具有維持眼睛呈現球狀的功效，因此要是任意減少房水、使眼壓下降也不是一件好事。

在治療時必須綜觀患者的眼壓、視神經損傷程度、年齡與健康狀態等，選擇適合的藥劑，將眼壓控制在適當程度內才行。藥物療法可大致區分為2種。其一是罹患原發性隅角閉鎖型青光眼時，眼壓突然急遽上升所引發的急性青光眼。一般而言，急性青光眼會施以雷射治療，但若能在眼壓上升發作後24小時內前往眼科就診，也可以藉由眼藥水或點滴等藥物使眼壓下降，眼壓下降後，再進行雷射或外科手術。另一種情況則是惡化速度緩慢的青光眼，基本上都是以眼藥水進行治療。眼藥水也區分為許多種類，有些可抑制房水分泌、有些則是能促進房水排出等等。若眼藥水的治療效果不彰，也會採用口服藥。雖然在治療過程中會設定一個目標眼壓，但眼壓並不是最終的治療目標，而是一種手段而已，因此若眼壓掌控得宜、但視野缺損情形越來越嚴重的話，就必須再次降低目標眼壓。

剛開始治療會先用藥物療法

治療青光眼時，要針對傷害視神經的直接原因開始著手，也就是使用藥物控制眼壓

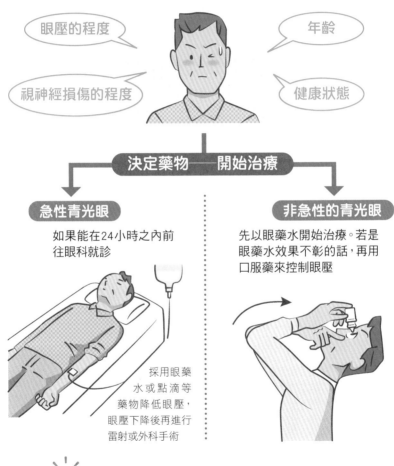

決定藥物——開始治療

急性青光眼

如果能在24小時之內前往眼科就診

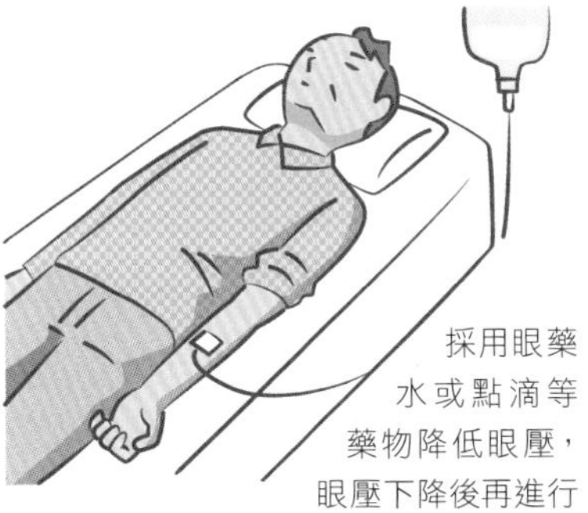

採用眼藥水或點滴等藥物降低眼壓，眼壓下降後再進行雷射或外科手術

非急性的青光眼

先以眼藥水開始治療。若是眼藥水效果不彰的話，再用口服藥來控制眼壓

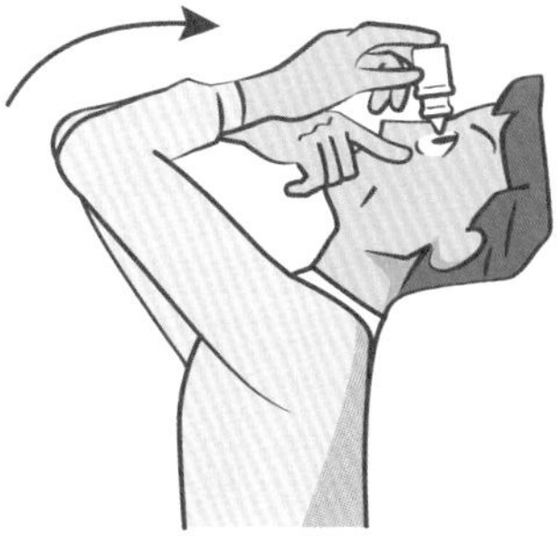

如果是正常眼壓性青光眼呢？

即使眼壓還在正常範圍內，也要使用眼藥水降低眼壓，利用這樣的治療減少眼壓對視神經造成的壓迫

青光眼的藥物治療主要是點眼藥水控制房水量，藉此降低眼壓。眼藥水分為許多種類，大致上可分為促進房水排出及減少房水分泌這兩種類型。

在實際治療中，大部分醫師會優先選用「前列腺素衍生物」，這類型藥物具有促進房水排出的功效。除了前列腺素衍生物外，還有能針對自律神經的交感神經受體發揮作用的「甲型交感神經受體阻斷劑（α1阻斷劑）」、對副交感神經發揮作用的「副交感神經促進劑」、促進小樑網排出房水的「ROCK抑制劑」以及「離子通道阻斷藥」。此外，還有以「乙型阻斷劑（β阻斷劑）」為首的治療用藥可供選擇，這類型藥物能針對自律神經的β受體發揮作用，鎮靜交感神經，抑制房水分泌。在可抑制房水分泌的藥物中，有一種是能針對與體內代謝有關的碳酸酐酶發揮作用、降低睫狀體功能的「碳酸酐酶抑制劑」，還有能刺激自律神經中交感神經的「交感神經興奮劑」。另外，在治療青光眼時也會使用兼具促進房水排出、同時抑制房水分泌功效的藥物，像是「α—β阻斷劑」與「α2交感神經致效劑」等。

基本上眼藥水會從單一藥劑開始投藥，若是遲遲沒有發揮功效，則會改用別的藥物，不過也會同時觀察眼壓下降狀況，搭配複方的眼藥水進行治療；此外也有眼藥水是合併2種治療藥水的複方藥物。另一方面，青光眼的口服藥有「口服碳酸酐酶抑制劑」、「高滲透壓型利尿劑」，但由於比較常出現噁心、食慾不振、手腳發麻等副作用，因此服用期間與用量都有所限制。

用語解說

前列腺素衍生物　體內的前列腺素 F2α（PGF2α）可促進房水排出，這類型藥物的總稱，能發揮與前列腺素 F2α 同樣功效。

主要的青光眼用藥

眼藥水

以前列腺素衍生物（促進房水排出）、β阻斷劑（鎮靜交感神經、抑制房水分泌）為主，若使用後效果不佳則會選擇其它藥物

促進房水排出

●前列腺素衍生物
Latanoprost（舒而坦）
Travoprost（舒壓坦）
Tafluprost（泰福羅坦）
Bimatoprost（露明目）

●甲型交感神經受體阻斷劑（α1阻斷劑）
Bunazosin（迪坦妥）

●ROCK抑制劑
Ripasudil

●副交感神經促進劑
Pilocarpine（舒樂津）

●離子通道阻斷藥
Isopropyl Unoprostone（利視即）

抑制房水分泌

●乙型阻斷劑（β阻斷劑）
Timolol（青眼露）
Carteolol（麥迪森凱特羅）
Levobunolol
Betaxolol（貝特舒）

●碳酸酐酶抑制劑
Dorzolamide（多舒明）
Brinzolamide（愛舒壓）

●交感神經興奮劑
Dipivefrin（腎上腺素異戊酯）

●碳酸酐酶抑制劑＋β阻斷劑
Dorzolamide（多舒明）＋Timolol（青眼露）
Brinzolamide（愛舒壓）＋Timolol（青眼露）

促進房水排出、抑制房水分泌

●α－β阻斷劑
Nipradilol（尼普地洛）

●α2交感神經致效劑
Brimonidine
Apraclonidine
（用於術後防止眼壓上升）

●前列腺素衍生物＋β阻斷劑
Latanoprost（舒而坦）＋Timolol（青眼露）
Travoprost（舒壓坦）＋Timolol（青眼露）
Tafluprost（泰福羅坦）＋Timolol（青眼露）
Latanoprost（舒而坦）＋Carteolol（麥迪森凱特羅）

口服藥

●口服碳酸酐酶抑制劑

●高滲透壓型利尿劑

正確使用眼藥水

使用任何藥物都一樣，在治療青光眼時，醫師開立的處方眼藥水，一定要遵照醫師與藥劑師的指示正確用藥。尤其是青光眼的眼藥水由於會長期使用，而且只要一點點就能維持功效，為了避免產生副作用，以正確的方式點入眼睛更是至關緊要。

眼藥水一次只要點一滴就好，因為就算增加用量也並不會提升藥效，反而會增加副作用的風險。點完眼藥水後，必須壓住眼頭，以避免眼藥水流進鼻淚管，接著閉上眼睛等待2分鐘左右。點眼藥水的時間與次數都必須遵從醫囑。若是感覺到搔癢、疼痛、充血、眼睛周圍黯沉等異樣，一定要告訴主治醫師。因為青光眼的眼藥水也會有副作用，像是頭痛、心悸、暈眩等，全身都可能出現副作用。

青光眼的藥物治療最大難處，就在於眼藥水必須持續使用一輩子，但患者卻幾乎感受不到效果。因為基本上我們並不能感知到眼壓，而且就算藥物治療真的有效，視野也只能維持現狀而已。因此，幾乎沒有自覺症狀的青光眼初期~中期患者，開始治療了幾年後，就會很容易忘記點眼藥水，或是自己判定眼壓有所下降後，便自行停藥。不過，若沒有正確控制眼壓，就會傷害視神經，漸漸造成視野喪失。有很多人都是這樣經過幾年後，因視線欠佳，再次前往醫院求診時，發現視野缺損非常嚴重而大受打擊，這樣的例子屢見不鮮，令人備感遺憾。請大家一定要正確使用醫師開立的處方用藥，定期前往醫院就診，仔細觀察青光眼的的病程進展。

點眼藥水的正確方式

1 以慣用手握住眼藥水的瓶身，將食指放在瓶底，並以大拇指及中指夾住瓶身

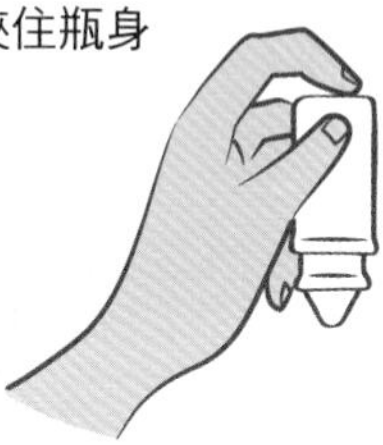

2 使用另一隻手的食指，將下眼瞼輕輕往下拉

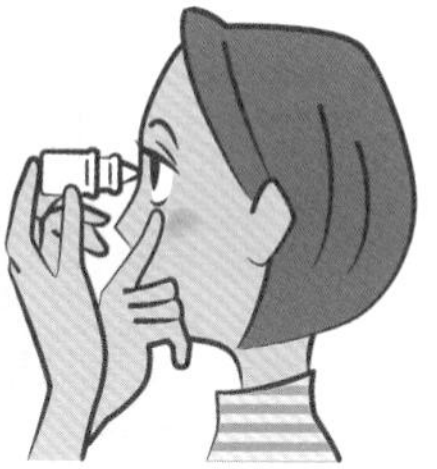

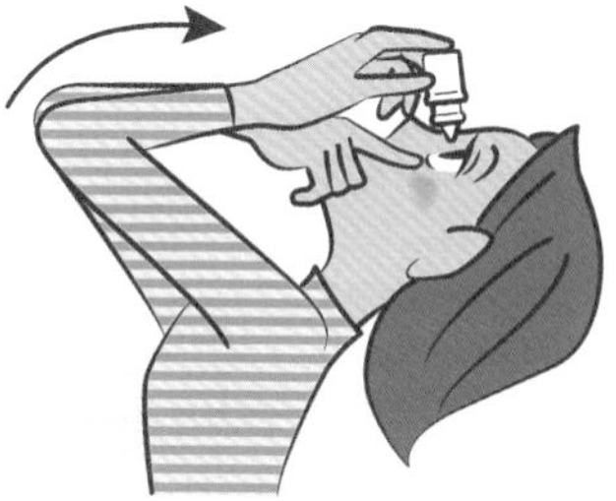

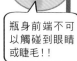

3 將慣用手的手腕靠在步驟**2**的手腕上，保持這個姿勢直接抬頭往上看，點入一滴眼藥水

4 輕輕閉上眼睛，壓住眼頭等待2分鐘左右

※此時若是眨眼睛，會使藥水流出眼睛外，因此請不要眨眼。此外，若藥水流進鼻淚管，比較容易產生副作用，所以必須壓住眼頭

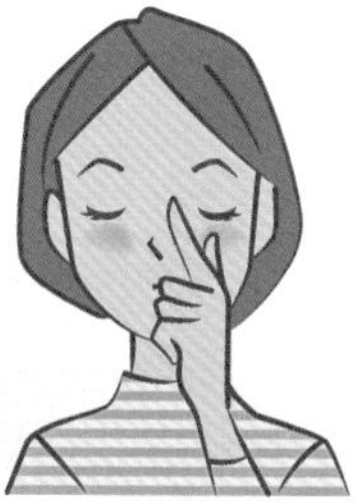

注意

- ·點眼藥水前要先洗手
- ·留意眼藥水的瓶身前端不可以觸碰到眼睛或睫毛
- ·眼藥水一次只要點一滴
- ·點完眼藥水後，要慢慢閉上眼睛，並輕輕壓住眼頭
- ·擦掉眼睛周圍的眼藥水，將手上沾到的眼藥水沖洗乾淨
- ·若有兩種以上的眼藥水，要間隔5分鐘以上再點第二瓶
- ·若是發現自己忘了點眼藥水，當下就要立刻補點。不過，若是跟下一次點眼藥水的時間相近時，則直接取代下一次即可（不要增加眼藥水的用量）

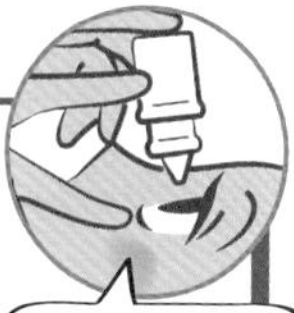

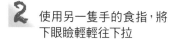

青光眼的藥物治療中，除了眼藥水之外，也有些人會需要併用口服藥。在採取點眼藥的治療過程中，是以降低眼壓為目標，依照患者的狀態會先從一種眼藥水開始治療，若效果不彰則會替換眼藥水的種類、或改採用兩種以上的眼藥。若還是無法順利降低眼壓，就會併用口服藥。

青光眼的口服藥分為可抑制房水分泌的「碳酸酐酶抑制劑」，以及能促進房水排出的「高滲透壓型利尿劑」。口服劑型碳酸酐酶抑制劑跟眼藥水劑型碳酸酐酶抑制劑發揮作用的原理相同，都是藉由抑制碳酸酐酶的作用，進一步減少房水分泌。不過，比起眼藥水劑型的碳酸酐酶抑制劑，口服劑型的效果更好。另外一種口服藥則是高滲透壓型利尿劑，這是可以提升血液滲透壓的藥物。藉由將房水的水分移行至血管內，達到降低眼壓的效果。

不過，口服藥與眼藥水的不同之處，就在於不適合長期服用。青光眼的眼藥水出現副作用的頻率較低，即使出現副作用，大多數也屬輕微。但口服藥不一樣，很容易出現噁心、食慾不振、手腳發麻、頻尿等症狀，而且也可能出現發疹、發燒、尿路結石等嚴重副作用。因此，服用口服藥時必須限制服用期間與用量。萬一忘記服用藥物，也必須注意補藥方式。發現忘記服藥時，就要立刻服用一次的藥量，但若已很接近下一次服藥的時間，則直接服用下一次的藥量，不要補吃。絕對不能一口氣服用兩次藥物的分量。若是藥物治療沒辦法完全使眼壓下降，則要考慮雷射治療。

青光眼的口服藥

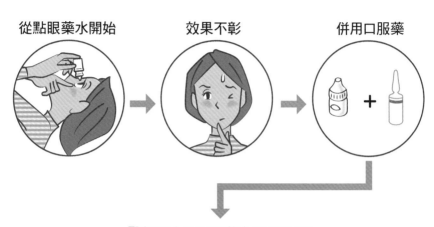

從點眼藥水開始 → 效果不彰 → 併用口服藥

醫師開立的口服藥主要分為2種

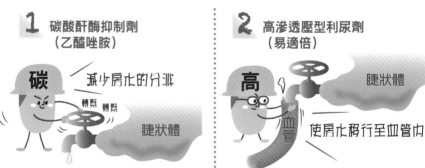

1 碳酸酐酶抑制劑（乙醯唑胺）

2 高滲透壓型利尿劑（易適倍）

優點 比眼藥水效果好	
缺點 容易出現副作用	（主要的副作用） 噁心、食慾不振、手腳發麻、頻尿 （也可能出現發疹、發燒、尿路結石等嚴重的副作用）

當青光眼的藥物治療無法完全下降眼壓時，就必須考慮進行雷射治療。雷射治療主要分為兩種，分別是「虹膜造口術」及「小樑網整形術（請參考P118）」。這兩種都是利用雷射的方式取代手術刀，治療房水的出口，促進房水順暢排出，藉此降低眼壓。

雷射虹膜造口術是利用雷射照射虹膜，切開0．1～0．2公厘左右的小孔，製造出新的房水出口。適合進行雷射虹膜造口術的適應症有因隅角變狹窄使得房水不易流通的原發性隅角閉鎖型青光眼、以及隅角閉鎖型續發性青光眼。這是由於某些原因導致虹膜黏著在水晶體上，使得房水的流通管道受阻、引起「虹膜阻塞」，無處可流瀉的房水所帶來的壓力會壓迫到虹膜，並阻塞到隅角，形成「隅角閉鎖」的狀態，導致眼壓急速上升。

若罹患急性青光眼，可能會在短時間內造成失明，是非常危險的狀態。進行雷射手術時，會先點眼藥水麻醉，使用雷射對準虹膜，切開0．1～0．2公厘左右的小孔，成為新的房水流通管道，達到降低眼壓的目的。手術本身只需10～20分鐘左右即可完成，對患者的身體負擔輕微，手術當天就可以回家。雖然急性青光眼是發作在單一眼睛上的疾病，不過為了預防另一隻眼睛突然發作，也會預防性地進行雷射治療。急性青光眼的併發症有虹膜炎與角膜水泡病變等，但這些併發症的危險性都沒有像急性青光眼那麼高。不過，如果是角膜混濁的人，由於雷射光會因為角膜混濁而照射不到虹膜，因此無法選擇雷射的治療方式。

雷射手術① 虹膜造口術

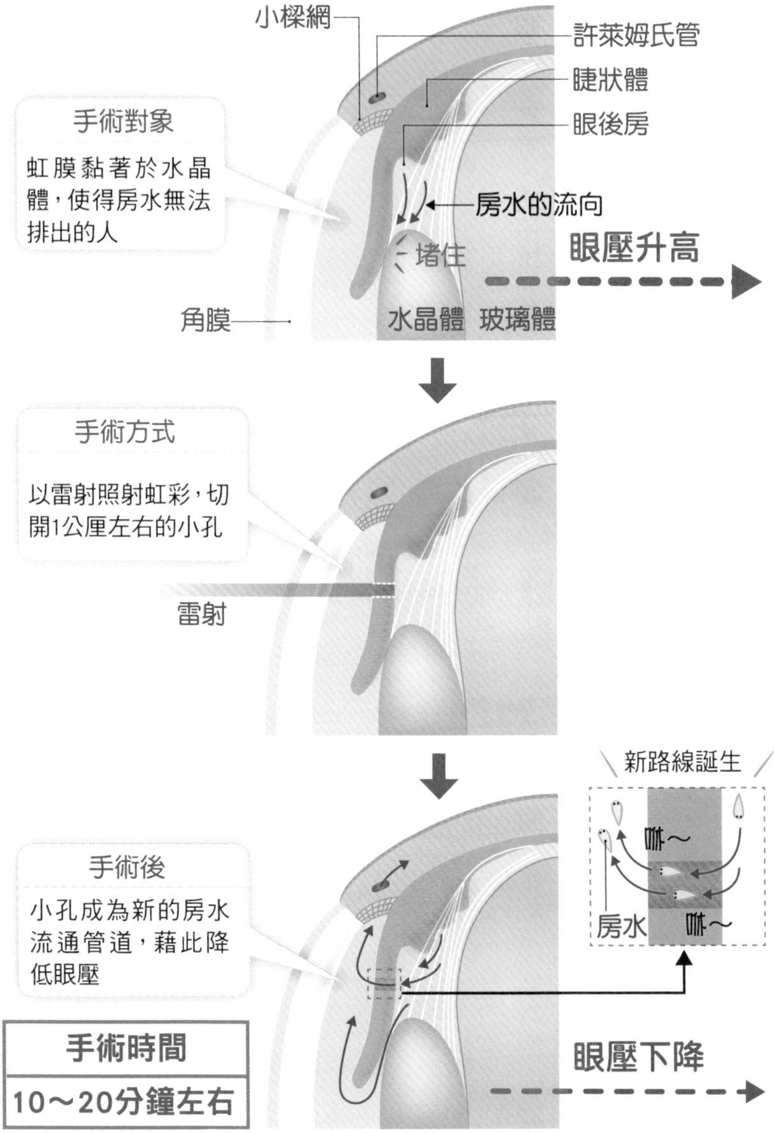

手術時間
10～20分鐘左右

用語解說 角膜水泡病變　角膜水腫、產生混濁，最後累積液體形成水泡。嚴重的話水泡甚至會破裂，造成視力下滑。

雷射治療② 小樑網整形術

雷射小樑網整形術是用於治療原發性隅角開放型青光眼的手術。小樑網是一種從房水出口、也就是隅角，連接到許萊姆氏管邊緣的網狀組織。原發性隅角開放型青光眼的隅角雖然寬度正常，但由於小樑網堵塞的緣故，使得房水無法順利排出，導致眼壓上升。

這種手術是利用雷射燒灼小樑網，使組織萎縮產生小孔，解決堵塞的問題。這麼一來，房水便能順利通過小樑網，降低眼壓。手術時需先點眼藥水麻醉，只要5～10分鐘便能完成，對患者的身體負擔輕微。此外，手術前後都要使用藥物控制眼壓。

採用藥物療法卻無法帶來療效、需要點兩種以上眼藥水而造成眼睛負荷、為眼藥水副作用所苦的人，都很適合選擇雷射小樑網整形術。這項手術的優點在於，對患者的身體負擔輕微、也幾乎不會出現副作用。不過，只有7成左右的人可以藉由雷射小樑網整形術順利降低眼壓。不僅如此，手術後需要花1個月左右的時間，才能帶來功效，即使手術成功，術後1～2年效果就會漸漸消退，也就是說，過幾年還是必須要重新動手術。目前這項手術使用的是能量較低的雷射治療，只燒灼造成小樑網堵塞的細胞，不會造成其它組織的負擔，因此可以反覆接受雷射治療。若是連雷射治療都無法順利降低眼壓，就必須考慮動手術。

雷射手術② 小樑網整形術

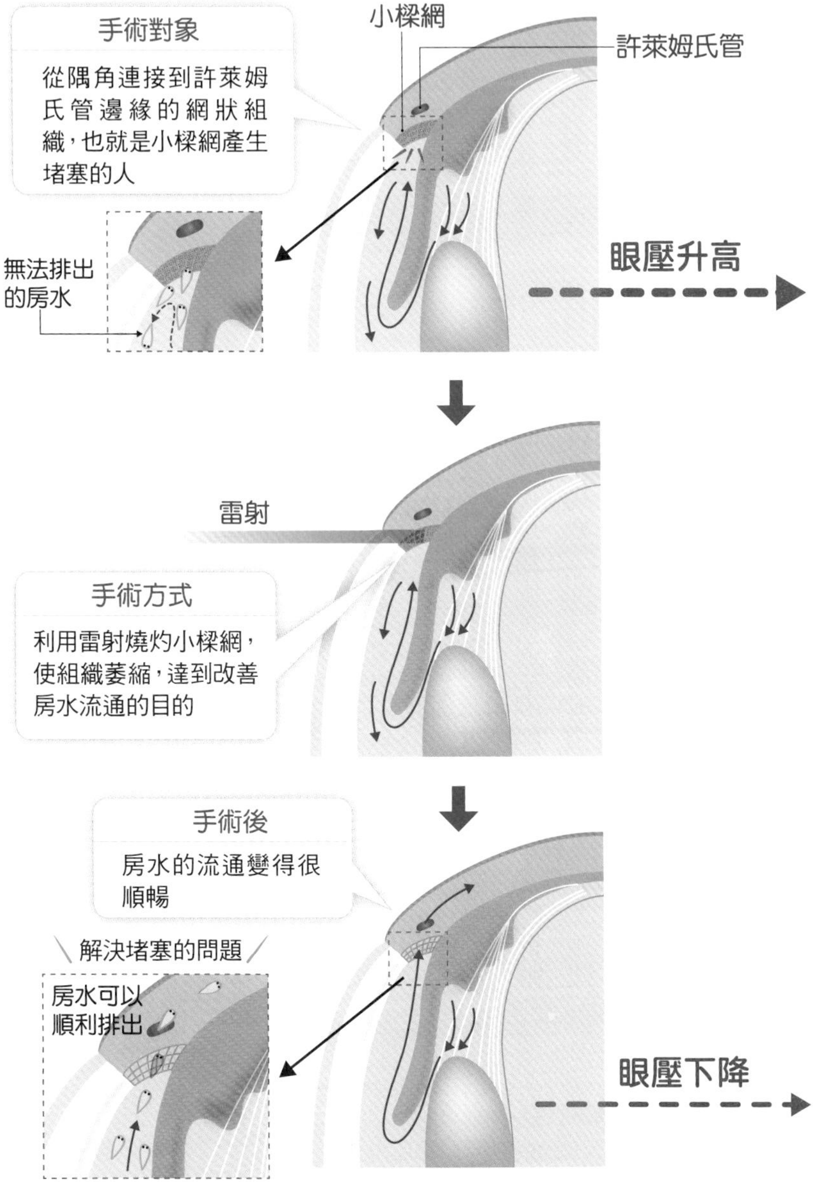
手術對象
從隅角連接到許萊姆氏管邊緣的網狀組織，也就是小樑網產生堵塞的人
小樑網
許萊姆氏管
無法排出的房水
眼壓升高
雷射
手術方式
利用雷射燒灼小樑網，使組織萎縮，達到改善房水流通的目的
手術後
房水的流通變得很順暢
解決堵塞的問題
房水可以順利排出
眼壓下降

青光眼的外科手術

改善房水的流通

當藥物與雷射治療無法完全降低眼壓、或治療經過一段時間仍效果不彰時，就會使用手術刀進行外科手術。青光眼的主要外科手術有下列4種。

小樑切除術

是以原發性隅角開放型青光眼為首的手術中，最常執行的。這項手術是在鞏膜與虹膜切開一個小孔，在眼前房與結膜下組織之間製造出一個新的房水出口，也稱之為「小樑切除濾過手術」。手術需要局部麻醉，手術時間約30～45分鐘左右。在鞏膜等部位切開小孔後，必須塗抹藥劑預防小孔癒合，接著一邊調整房水排出量、一邊縫合。此時房水會從新開的小孔流到結膜下方，被結膜的微血管吸收。由於術後可能有引起感染之虞，因此術後的照顧也非常重要，需要住院一週左右的時間。

小樑切開術

適用於輕度的原發性隅角開放型青光眼等。這項手術是將原本堵塞住的小樑網切開後，重建房水的出口，讓房水能順利流向許萊姆氏管，也稱之為「青光眼濾過性手術」。以往都是用手術刀切開結膜與鞏膜，製造房水的出口後，再將結膜與鞏膜縫合起來。不過，這種手術會造成出血，且隨著時間經過，出口重新癒合的情形也屢見不鮮，因此近年來也經常採用低侵入性的微創手術（請參考P121）。

製造房水流通新路線的外科手術 ①

小樑切除術

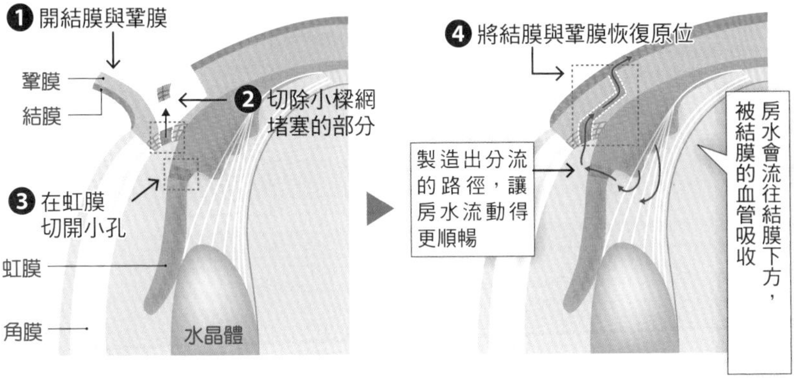
❶ 開結膜與鞏膜
鞏膜
結膜
❷ 切除小樑網堵塞的部分
❸ 在虹膜切開小孔
虹膜
角膜
水晶體
❹ 將結膜與鞏膜恢復原位
製造出分流的路徑，讓房水流動得更順暢
房水會流往結膜下方，被結膜的血管吸收

小樑切開術

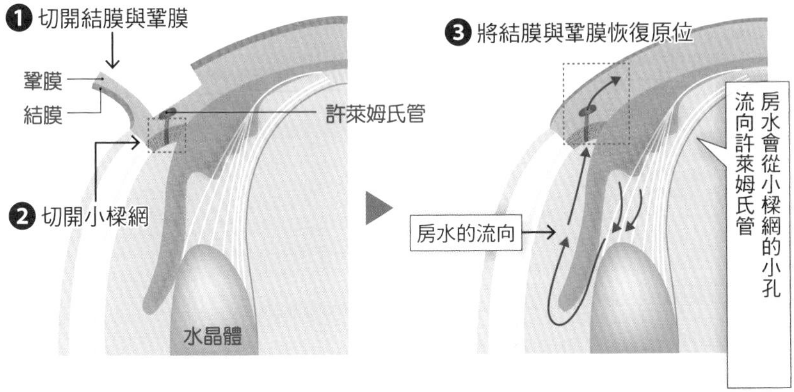
❶ 切開結膜與鞏膜
鞏膜
結膜
許萊姆氏管
❷ 切開小樑網
水晶體
❸ 將結膜與鞏膜恢復原位
房水的流向
房水會從小樑網的小孔流向許萊姆氏管

微創青光眼手術

近年來的微創青光眼手術，是將細金屬棒插進許萊姆氏管，用電燒方式製造出房水的出口，是一種比較新的手術方式

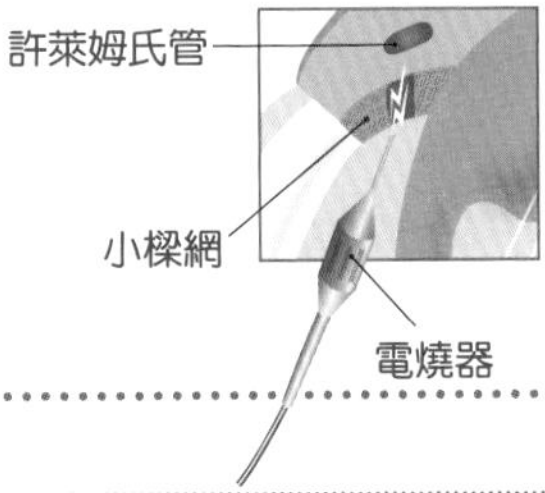
許萊姆氏管
小樑網
電燒器

用語解說 青光眼濾過性手術　為了改善房水流動而重建房水出口的手術。

隅角切開術

隅角切開術適用於虹膜黏著於隅角的原發性隅角閉鎖型青光眼。這類型患者由於虹膜黏著於隅角，導致房水無法流向許萊姆氏管，因此要從小樑網將虹膜剝離開來，製造出房水的出口。手術時需先點眼藥水麻醉，並注射局部麻醉後，利用一種名為隅角剝離針的特殊針頭，從角膜刺入，剝離虹膜。使隅角張開，讓房水可以順暢流過小樑網。隅角切開術通常會與白內障的人工水晶體置換術同時進行。手術時間大約1小時～90分鐘左右，手術後眼壓暫時還不會穩定下來。若是虹膜已經黏著於隅角一段期間，就無法選擇進行隅角切開術了。此外，必須等到術後才能觀察這項手術可以改善房水排出程度，因此一般認為效果有限。

睫狀體光凝術

若是藥物治療與其它青光眼手術都無法順利降低眼壓，屬於特別棘手的青光眼患者，就會進行睫狀體光凝術。這是利用雷射與冷凍治療破壞分泌房水的睫狀體，藉由減少房水量達到降低眼壓的目的。手術時要先進行局部麻醉，再用雷射與冷凍設備破壞睫狀體，又被稱之為「睫狀體雷射凝固術」、「睫狀體冷凍術」等。抑制房水分泌的程度是依照睫狀體被破壞的範圍而定，不過每個人手術後的效果都有所不同，必須漸進式地破壞，才能確定療效，因此需要進行好幾次手術。此外，手術後眼球會感受到強烈的疼痛感，也可能會出現虹膜睫狀體炎、視力下滑等併發症，因此幾乎不太會列入考慮。

用語解說　虹膜睫狀體炎　在眼球的虹膜與睫狀體產生發炎，由於是在瞳孔周邊發炎，因此可能會引起視力障礙，最糟的情況下甚至可能導致失明。

製造房水流通新路線的外科手術 ②

隅角切開術

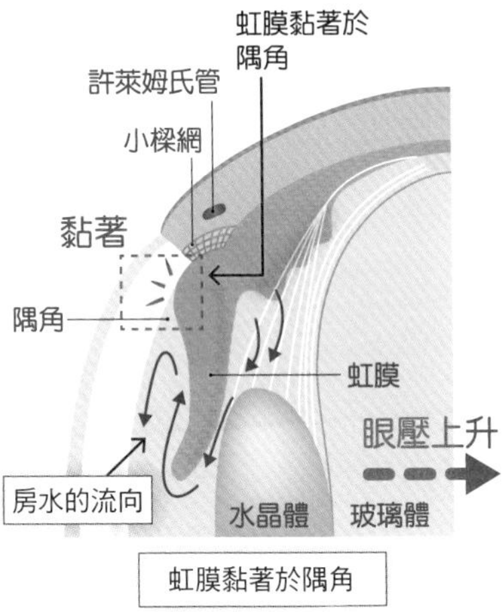

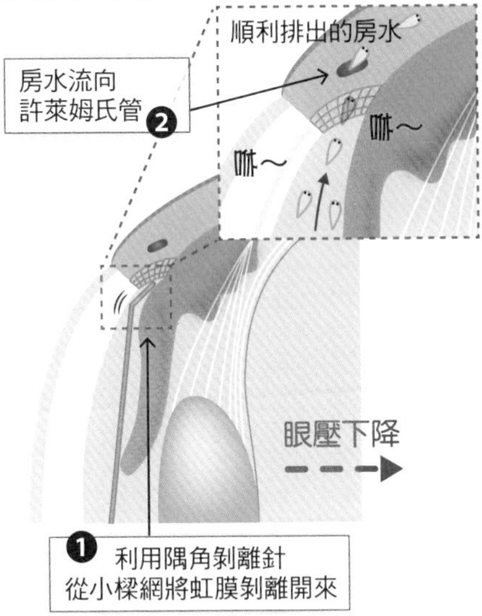

睫狀體光凝術

若其它治療方式控制眼壓效果都不佳時可選擇的治療

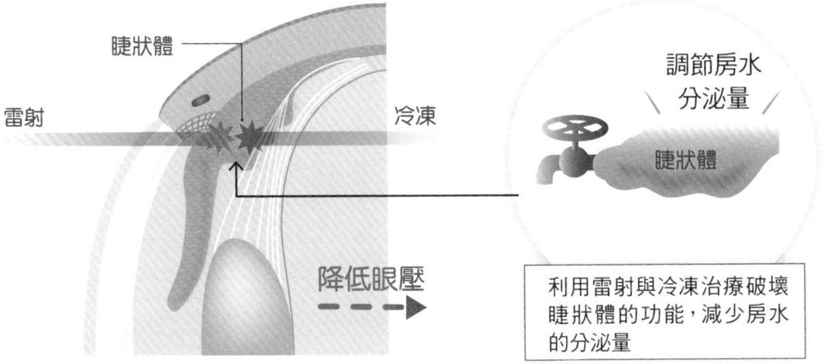

目前有更安全的「微脈衝光睫狀體光凝術」新選擇，
可向醫療機構進行諮詢。

可維持降低眼壓功效的植入手術

導管植入術

雖然青光眼有許多種手術治療法，但缺點是隨著時間過去效果都會越來越差，房水的出口也可能會再次堵塞。因為，不管是哪種手術都必須在眼睛上動刀，利用「傷口」製造出房水的通道，但身體本身就會自動癒合傷口，所以才會導致堵塞。當然也可以利用藥物阻止癒合，但這個方法並不那麼完美。

此外，術後房水可以控制在什麼程度也因人而異，有些人甚至必須接受好幾次手術，來調整房水的流量。而「亞曼氏瓣膜導管植入術」就能解決上述這些問題。所謂的亞曼氏瓣膜導管植入術，是青光眼的導管植入手術。所謂的植入就是「放入異物」的意思，在青光眼的導管植入術中，醫師會將樹脂製或金屬製的導管裝置於眼睛內，製造出一條新的房水通道。

「ExPRESS（伊倍視）導管植入手術」是一種將金屬製導管植入眼睛裡的方式；另一種「Baerveldt植入手術」則是將一種附有矽膠製瓣膜的導管植入眼睛裡。前者是將金屬製微型導管植入鞏膜，使其成為房水的通道。這麼一來，房水會流往結膜下方，被結膜的微血管所吸收。而後者則是切開結膜後，植入附有矽膠製瓣膜的導管，房水會流經導管蓄積在瓣膜內，再漸漸被周圍的組織所吸收。

用語解說　瓣膜　青光眼的植入手術中，植入眼睛的板狀醫療器材。房水流向瓣膜後，會被其他組統吸收。

植入手術

目前，在眼睛內植入導管、製造出房水出口的植入手術有兩種方式。

1 ExPRESS®（伊倍視）導管植入手術

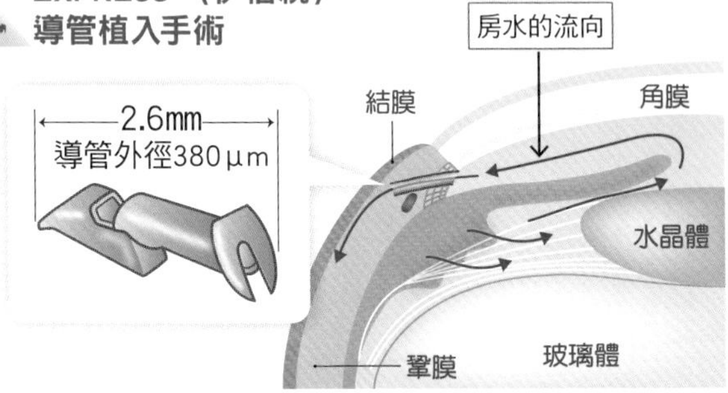

使用金屬製的微型導管。房水會流向結膜下方，被結膜的微血管所吸收

2 Baerveldt®植入手術

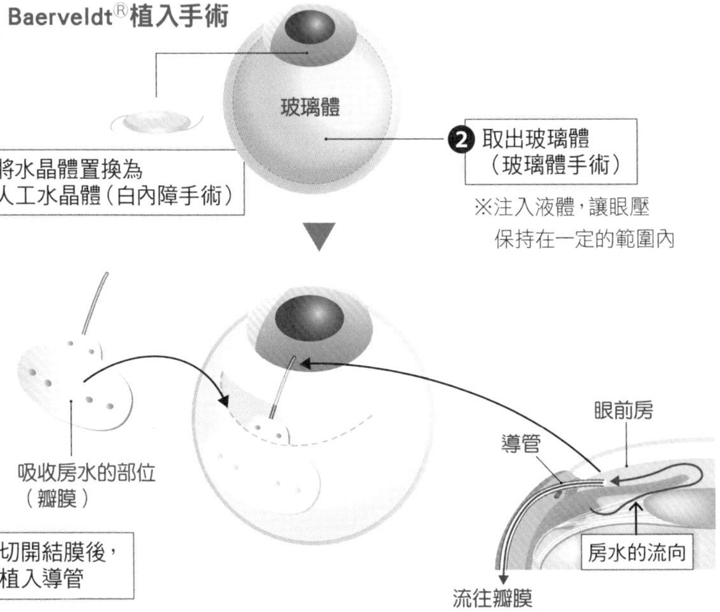

❶ 將水晶體置換為人工水晶體（白內障手術）

❷ 取出玻璃體（玻璃體手術）

※注入液體，讓眼壓保持在一定的範圍內

❸ 切開結膜後，植入導管

❹ 將導管前端植入眼前房，讓房水流向瓣膜後受到吸收。蓄積在瓣膜上的房水則會被周圍的組織所吸

當藥物與雷射治療都無法發揮充足功效時，患者通常會選擇手術治療。不過，有些患者可能會遇到已經接受青光眼治療中最常採用的小樑切除術、卻沒有帶來預期的成效，或反覆動過手術、已經沒有部位可以再動刀的問題。像這樣的患者就可以選擇青光眼的植入手術（導管植入術），以避免失明。在這個層面上來看，這類型手術是很有意義的。

植入手術的優點在於，將醫療導管植入眼睛，便能確實製造出一條房水的通道。而且這麼做也不會造成房水排出過多、導致眼壓太低，因此風險較低。將金屬製導管植入鞏膜的「ExPRESS（伊倍視）導管植入手術」，基本上應該可以達到與小樑切除術同樣的效果，這項手術的優點是不需要剝開結膜與鞏膜、也不必在虹膜上切出小孔，因此不會出血。不過，若是隅角閉鎖型青光眼、葡萄膜炎、金屬過敏的患者，則無法選擇這項植入手術。

另一方面，將附有矽膠製瓣膜的導管植入眼睛的「Baerveldt 植入手術」，則必須與玻璃體手術同時進行。此手術要將眼球內腔的玻璃體全部取出，再將水晶體置換為人工水晶體。這是因為玻璃體屬於凝膠狀物質，有可能會造成導管堵塞的緣故。此外，植入手術雖然是植入醫療器具，但對身體而言還是屬於外來異物，所以也可能會產生感染、位置偏移的風險。手術目的是降低眼壓，並非恢復眼睛的「視覺功能」。維持現狀的效果與其它青光眼治療相同。

用語解說　葡萄膜炎　虹膜、睫狀體與脈絡膜併稱為葡萄膜，在這三處發炎情形的總稱。除了細菌、病毒感染，風濕等疾病也可能引起葡萄膜炎。

植入手術的優點與缺點

植入手術必須先與主治醫師詳談

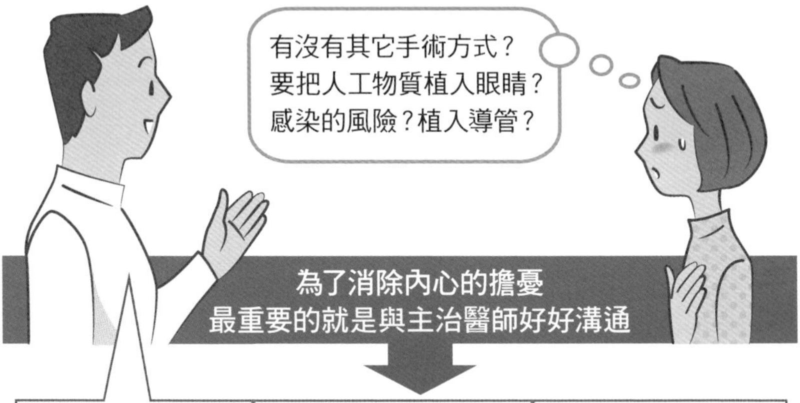

為了消除內心的擔憂
最重要的就是與主治醫師好好溝通

	優點	缺點
ExPRESS®（伊倍視）導管植入手術 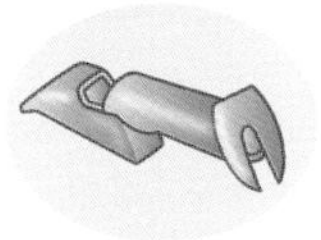	可期待發揮與小樑切除術同樣的效果。不需要剝開結膜與鞏膜、也不必在虹膜上切出小孔	隅角閉鎖型青光眼、葡萄膜炎、金屬過敏的患者無法選擇這項植入手術
Baerveldt® 植入手術 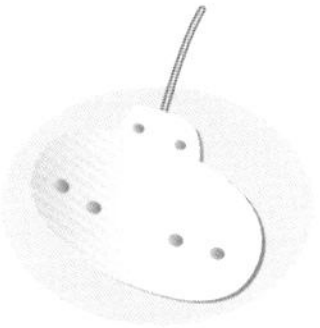	●保持一定的房水排出量 ●附有人工瓣膜的導管，可配合眼壓調整房水的排出量 ●預防眼壓過低	一定要同時進行水晶體手術與玻璃體手術，不然導管會有堵塞的風險

植入手術的目的是降低眼壓，並不能恢復「視覺功能」。

手術後的注意事項

日常生活中的注意事項

無論任何手術，都不可能對身體毫無負擔，手術後的生活也必須多留意才行。最重要的就是必須記住，青光眼無法藉由手術根治。即使動了手術，眼壓也可能無法穩定或是下降到目標眼壓。而且，就算手術後眼壓順利下降，但過了一段時間後，也可能會再度上升。所以，一定要定期回診，才能在眼壓產生變化時立即應對。

手術後若醫師有開立眼藥水的處方箋，一定要記得按時點藥。千萬別忘了，青光眼不可能徹底根治，必須一輩子持續治療。青光眼的治療會以10年、20年為單位，在這段期間內健康狀態當然也可能會產生變化。若因其它疾病就醫或接受其它藥物處方時，一定要向主治醫師說明自己的情況。

在日常生活中也必須多加留意。雖然青光眼並沒有什麼特殊的禁止事項，但也應該用心過著健康的生活。適度活動身體，累了就要好好休息。覺得有壓力時可以轉換心情、讓自己放鬆下來，避免對眼睛造成過度的負擔。不過，絕對嚴禁吸菸與飲酒過量。

此外，長時間趴下、或一口氣喝大量的水，都很容易造成眼壓上升，千萬要多留意。

手術後，在日常生活中必須注意的重點是？

●注意術後的感染（請參考P130）

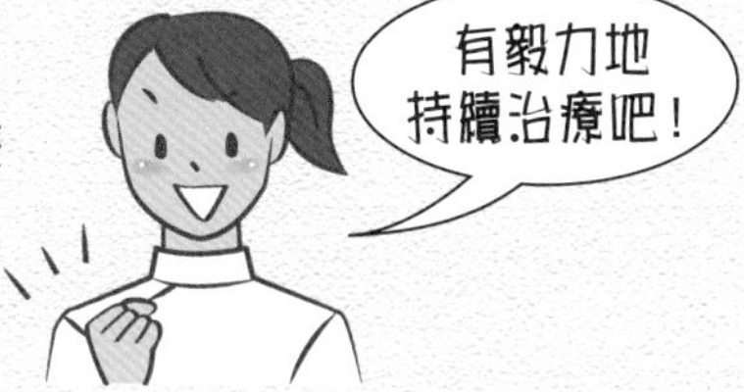

●要記住，青光眼的治療必須持續一輩子

●健康狀態、服藥有所改變→一有變化就一定要告訴主治醫師

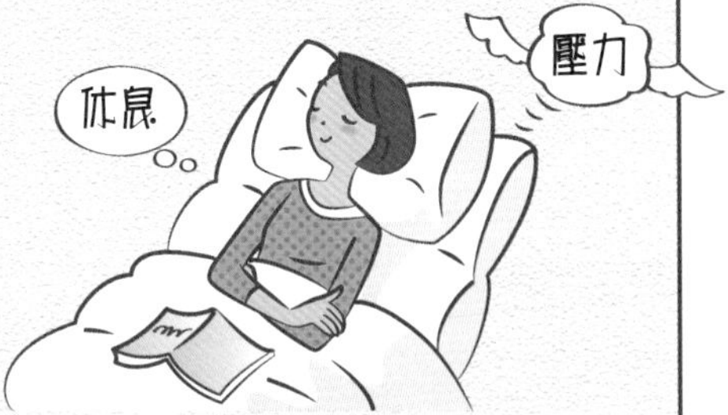

●日常生活
- ·適度活動身體
- ·適度休息
- ·不過度用眼
- ·不累積壓力

●嚴禁吸菸與飲酒過量

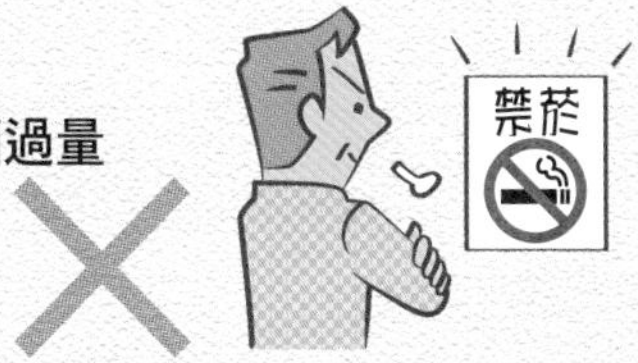

●避免會造成眼壓上升的行為
- ×長時間趴下
- ×一口氣喝大量的水
- ×過於興奮
- ×過量攝取咖啡因（大量喝下能量飲料或咖啡）
- ×束縛住頸部周圍（領帶、正式襯衫等）

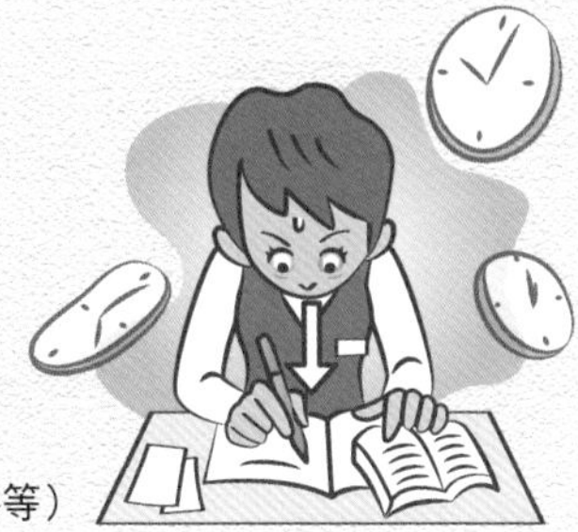

必須留意的術後併發症

動手術後，必須留意可能會產生的併發症。青光眼手術跟一般的眼部手術相比，可說是罹患併發症風險較低的手術。不過，畢竟手術還是會對身體造成傷害，因此並不是完全沒有風險。儘管青光眼手術可以當天來回，還是必須嚴格遵守醫師的指示，暫時不要讓身體承受過多負荷。手術後較常出現的情況是白眼球部位變紅，由於這是眼球表面出血的緣故，只要過幾天就能自行吸收，無須太過擔心。此外，還有一種情況並不是在術後、而是在手術時大量出血，稱之為逐出性出血，這種嚴重的併發症偶爾會發生，甚至可能會造成失明。另外，細菌感染則是最應該注意的併發症。術後大多數人的體力與抵抗力都會變差，一定要留意，千萬別讓眼睛沾染到不乾淨的東西。手術後的細菌感染不只會立刻發作，也可能拖到1個月～幾年後才發作，這樣的細菌感染稱為晚期感染。一旦症狀惡化，也可能會對視力造成損害。

若醫師有交代手術後該如何洗臉等注意事項，一定要嚴格遵守。通常在術後一週內不可以讓眼睛接觸到水，之後開始過正常生活後，也應避免摩擦雙眼、引起感染，必須花一定程度的心思照顧雙眼才行。另一方面，青光眼手術的目的是降低眼壓，但眼壓過低也不是一件好事。眼壓一旦過低，甚至可能引起脈絡膜剝離與低眼壓性黃斑部病變等併發症。無論如何，最重要的是只要一感覺到異狀，就要向主治醫師討論。

術後只要感覺到異狀，就要向主治醫師討論

青光眼手術跟一般眼部手術相比，產生併發症的風險較低。但是並非完全不可能產生併發症。

該留意的併發症有……

眼睛出血

眼睛表面出現，基本上過幾天就會自行吸收

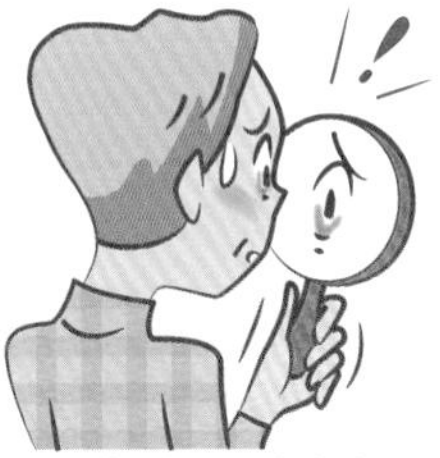

※還有一種情況並不是在術後、而是在手術時大量出血，稱之為逐出性出血，這種情況偶爾會發生

低眼壓

當眼壓過低時，也可能會引起脈絡膜剝離或低眼壓性黃斑部病變等併發症……

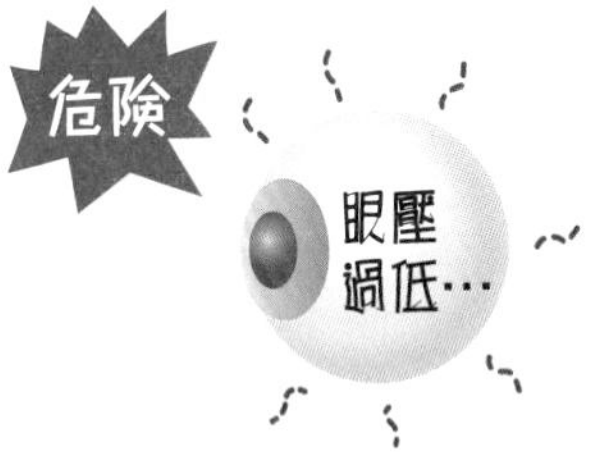

併發症

細菌感染

最應留意的併發症就是細菌感染，常保眼睛清潔便能預防細菌感染

注意 晚期感染

手術後1個月～幾年後都有可能發生。一旦惡化也可能會對視力造成損害！！

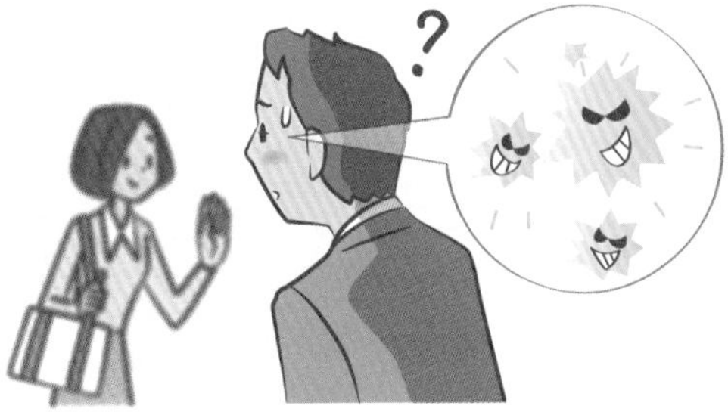

用語解說

脈絡膜剝離　因為眼壓過低而導致血液循環變差，使得位於視網膜及鞏膜之間的脈絡膜產生腫脹變形，壓迫到視網膜或玻璃體。

低眼壓性黃斑部病變　因為脈絡膜剝離而受到壓迫的視網膜及玻璃體產生變形、包圍黃斑部，導致黃斑部失去功能。

視障人士享有的服務

非常遺憾的是，有些青光眼患者無論做了多少治療，也無法阻止青光眼惡化，最後導致視力惡化得非常嚴重，甚至是失明。

這種情況下，可以以視覺障礙者的名義向各鄉鎮市區公所申請身心障礙手冊，便能享有政府提供的各種服務。

日本視覺障礙程度等級是依照視力與視野大小分為 1 ～ 6 級，每一級可以獲得的身心障礙年金與服務各有不同。在經濟層面的協助有醫療補助、身心障礙基本保證年金、身心障礙年金等，藉此保障身心障礙人士的收入，此外，還有身心障礙人士的稅捐優惠，減免市民稅及住民稅，以及視障人士專用的免費郵遞服務、減免收視費等。另外，也有提供或借貸給視障人士的白手杖及文書處理器等輔助用具。不僅如此，還提供居家照護、中途失明者緊急生活訓練、點字、文書處理講習會等生活上的協助，及出門在外的協助服務。

（註：目前台灣依國內身心障礙鑑定，視障可分輕度、中度與重度，對於視覺障礙也提供了生活重建服務、家庭關懷訪視服務、視障者及其家庭支持服務方案，詳情可洽各縣市政府社會局。）

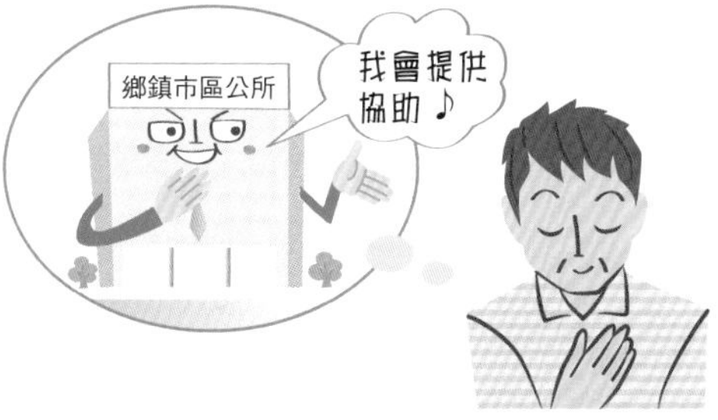

第4章

愛護雙眼，用清晰視力享受生活

雙眼是每天都勤奮工作的器官，只要花點心思就能減輕雙眼的負擔。平時在生活中多留意，呵護雙眼，長久維持清晰的視野吧！

正確使用眼鏡、隱形眼鏡

眼鏡、隱形眼鏡也可能會對眼睛造成傷害

從一早起床到晚上就寢前，我們會在各種環境中，看各式各樣的東西。身處於會接收到大量視覺資訊的現代，對眼睛造成的負擔也越來越大。在這樣的環境下，配戴眼鏡或隱形眼鏡的人也越來越多了。

現在，市面上推出許多種類的眼鏡與隱形眼鏡，像是流行度高的膠框眼鏡、彩色隱形眼鏡與強調黑眼珠的隱形眼鏡等，深受喜愛時尚的人歡迎，眼鏡與隱形眼鏡給人的印象也與以往大有不同。不過，大家千萬別忘了，眼鏡與隱形眼鏡畢竟還是醫療器材。若是沒有依照正確的使用方式配戴眼鏡與隱形眼鏡，最糟的情況下甚至可能會損害到眼睛的健康。

有些人平時有嚴重的肩頸僵硬與眼睛疲勞等困擾，沒想到換了眼鏡後，這些問題就不藥而癒。若是配戴了不那麼適合的眼鏡或隱形眼鏡，就會增加眼睛的負擔。除了導致眼睛疲勞與肩頸僵硬之外，還會造成頭部昏沉、頭痛、眼睛發炎等問題。尤其是隱形眼鏡，更是直接放進雙眼的醫療器材，在配戴與拆卸時、使用後的清潔都必須仔細謹慎。不當使用隱形眼鏡甚至會造成角膜糜爛、角膜浸潤、角膜潰瘍等，引發嚴重的疾病。

切記眼鏡與隱形眼鏡是醫療器材

一定要以正確選擇並使用眼鏡與隱形眼鏡，否則
可能會對眼睛的健康造成損害

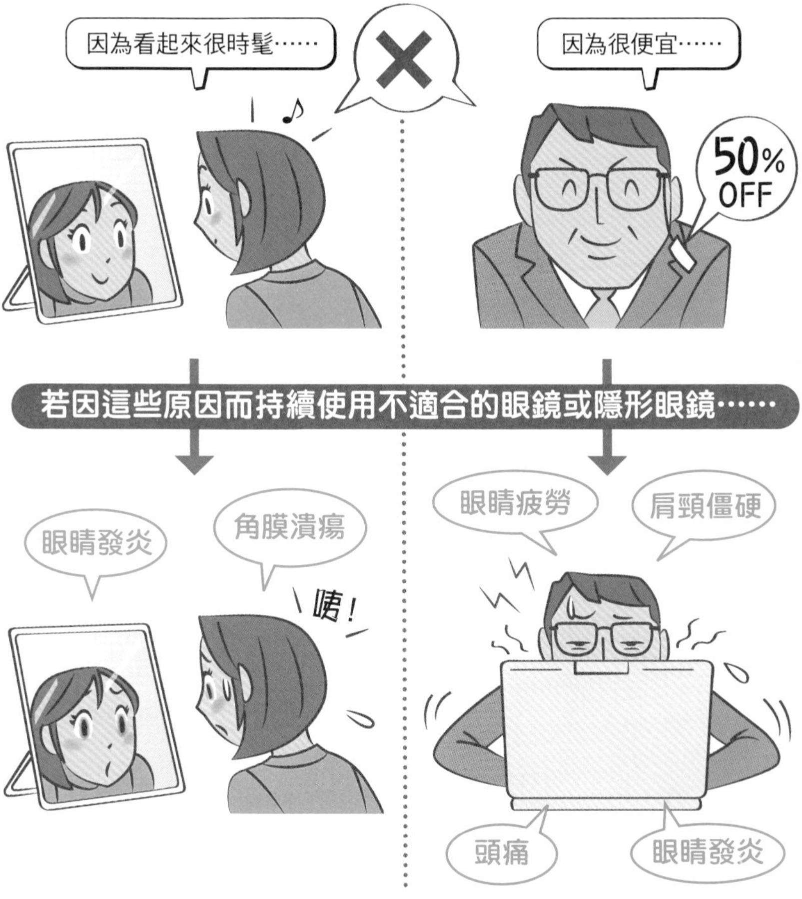
因為看起來很時髦……
因為很便宜……
50% OFF
若因這些原因而持續使用不適合的眼鏡或隱形眼鏡……
眼睛發炎
角膜潰瘍
唷！
眼睛疲勞
肩頸僵硬
頭痛
眼睛發炎

一旦持續使用不適合的眼鏡、隱形眼鏡，
就會造成眼睛負擔，甚至引發嚴重的疾病！！

白內障、青光眼患者配鏡前一定要前往眼科就診

白內障及青光眼患者本來就對視力抱有不安，再加上年齡增長後，老花眼的情形也會越來越嚴重，眼睛方面的煩惱只會持續增加，而必須配戴眼鏡或隱形眼鏡，需要替換的機會只增不減。此時，一定要前往眼科就診。

白內障患者在接受手術後，必須配眼鏡才能調節視力。而青光眼患者並不是絕對不能配戴隱形眼鏡，只不過，為了減輕眼睛的負擔，最好減少配戴時間及次數才是上策。

此外，依照症狀與治療方式的不同，有些人可能會變得不能配戴隱形眼鏡，或是在點眼藥水後，必須預留一段時間再配戴隱形眼鏡，這些都需要多加留意。請向醫師詳細諮詢後，再選擇適合自己的眼鏡類型。

還有，在眼科就診時也有幾項需要注意的地方。舉例來說，像是工作結束後眼睛相當疲憊或身體狀況不佳時，會使醫師無法掌握正確的眼睛狀態。因此請盡量在早上、或尚未過度用眼前接受診療。此外，在就診時也必須告訴醫師自己在用眼方面的需求。比如工作上是處理文書等，在手邊進行作業的事務較多，或是經常開車需要看見遠方，這兩者所需要的矯正視力就截然不同。一旦配戴度數不合的眼鏡或隱形眼鏡，就會使眼睛容易疲勞，甚至成為眼部疾患的根源。配完眼鏡後，至少每年都要接受一次檢查，才能確認度數是否適合自己、眼睛是否出現異常。

就診時的心理準備

在配眼鏡、隱形眼鏡前，一定要先前往眼科接受檢查，並與醫師詳細諮詢

前往眼科就診的2大重點

1 就診的時機

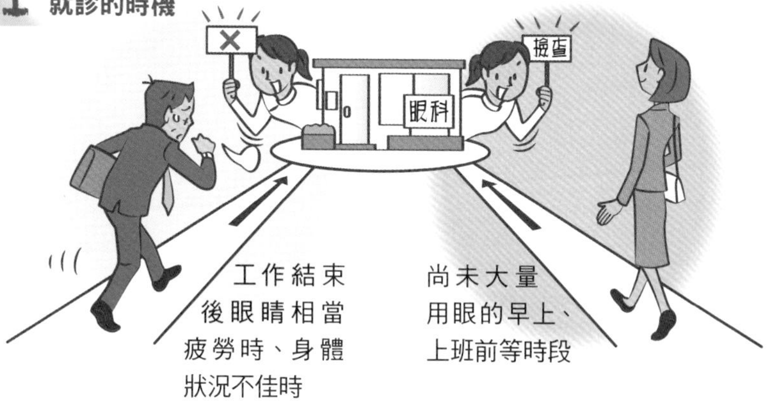
✕
檢查
眼科
工作結束後眼睛相當疲勞時、身體狀況不佳時
尚未大量用眼的早上、上班前等時段

2 告訴醫師自己的生活型態

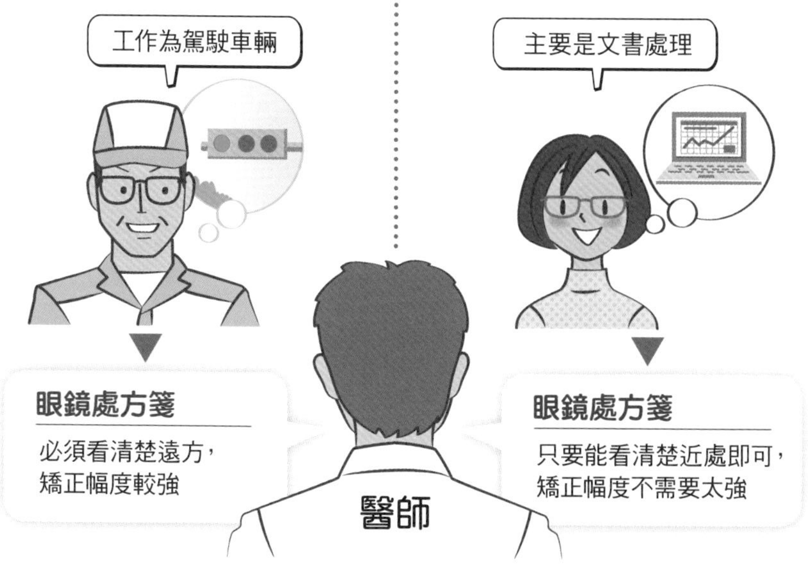
工作為駕駛車輛
主要是文書處理
眼鏡處方箋
必須看清楚遠方，矯正幅度較強
眼鏡處方箋
只要能看清楚近處即可，矯正幅度不需要太強
醫師

選擇眼鏡時的重點在於鏡片類型、鏡框以及服貼度。眼鏡鏡片分為「單焦點鏡片」與「多焦點鏡片」。單焦點鏡片是只有一種對焦距離的鏡片，適合近視及遠視使用，也是最普遍的鏡片。多焦點鏡片則是包含兩種以上對焦距離的鏡片。舉例來說，當近視的人也逐漸罹患老花時，就必須同時矯正看遠及看近的距離，這樣的眼鏡稱之為遠近兩用眼鏡。在多焦點鏡片中還有可以對焦三種距離的「三焦點鏡片」，以及在對焦遠處、中間及近處等三種距離都毫無界線感的「漸進多焦鏡片」。不過，實際配戴多焦點鏡片時，往往會產生一些落差，因此有些人可能會覺得不太習慣。

此外，一般人在選擇眼鏡鏡架時，傾向挑選外型設計，不過，依照鏡框類型不同，也可能會對視覺造成影響。以鏡框框住整體鏡片的全框眼鏡，雖然配戴起來很方便，但有些人會覺得鏡框對整體視野造成干擾。而無框眼鏡由於沒有鏡框，不會對視野造成干擾，而且感覺也比較明亮。不過，無框眼鏡只有用螺絲支撐住鏡片，比較容易損壞，必須小心使用才行。

最後，眼鏡最重要的就是服貼度。在配戴眼鏡時，鏡架與鼻墊是否有在正確位置支撐鏡片，就是維持視野清晰的關鍵。一旦眼鏡的服貼度不佳，就可能改變鏡片與眼睛之間的距離及方向，使焦距產生誤差，對眼睛造成更多負擔。只要一感覺到異樣，就要前往眼科等，請專業人士協助調整。

選擇眼鏡的重點

鏡片的類型

●單焦點鏡片

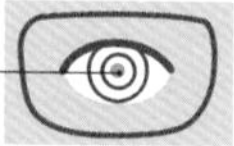

適合近視、遠視使用的
一般型鏡片

●多焦點鏡片（含有多個焦點）

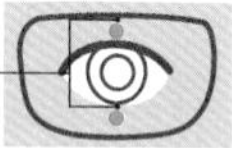

可以矯正近距離及遠距離的鏡片，
也就是所謂的遠近兩用眼鏡

·三焦點鏡片
除了遠、近距離之外，
還能矯正中間距離的鏡片

·漸進多焦鏡片
可矯正遠、近、中間距離，
對焦時不會產生界線感

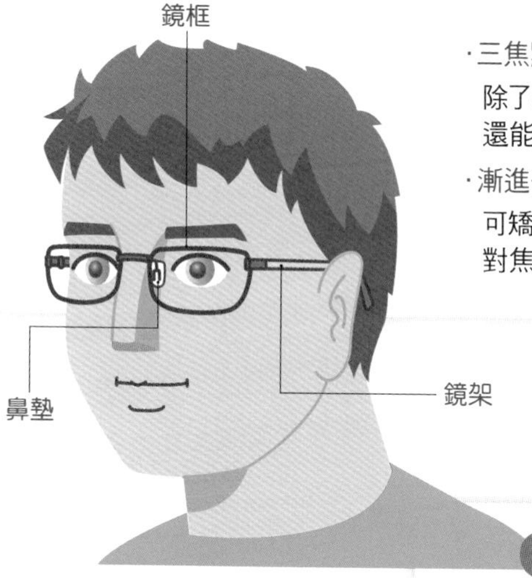

服貼度

當鏡架與鼻墊都在正確
位置支撐鏡片時，就是
正確的服貼度。

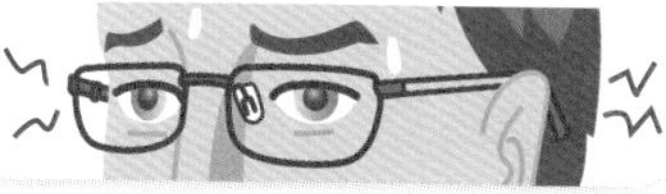

鏡框的類型

●全框眼鏡
容易配戴、不易損壞

●無框眼鏡
由於鏡框不會進入視野當中，
配戴時感覺比較明亮，
但是比全框眼鏡容易損壞

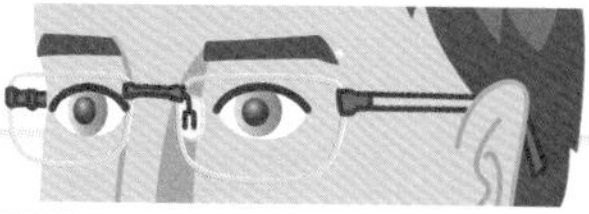

用語解說　服貼度　實際配戴眼鏡時，必須判斷鼻墊與鏡片的高度、鏡架的寬度等是否符合自己的臉型，也就是尺寸的貼合感。

在配隱形眼鏡時，與配眼鏡一樣一定要前往眼科就診，請醫師開立處方箋。

很多人在日常生活中都會配戴隱形眼鏡，輕鬆方便，不過別忘了，隱形眼鏡是會進入雙眼中的中高風險性醫療器材。眼睛構造極為複雜，是以精密系統發揮功能的細緻器官。雖然配戴隱形眼鏡時只貼合在眼球表面，不過畢竟還是會接觸到人工物質，一定會對眼睛造成負擔。有許多人配戴隱形眼鏡時，會產生雙眼充血、感受到異物感及眼睛疼痛，萬一使用方式錯誤，甚至還會導致嚴重眼疾，影響視力。

為什麼在配隱形眼鏡前一定要前往眼科接受檢查？因為必須先檢查眼睛的狀態，了解自己是否適合配戴以及適合配戴哪一類型的隱形眼鏡。為了確認是否適合，醫師會先針對目前眼睛及身體狀態進行問診，接著會進行檢查眼瞼、結膜、鞏膜、角膜等關於眼睛形狀與狀態的「眼前段檢查」、檢查淚水量與質的「淚液檢查」及檢查視網膜是否有異常的「眼底檢查」。若角膜內皮細胞數量較少或淚液分泌較少的人，則很有可能會因為隱形眼鏡的刺激而傷害眼睛，因此必須盡量避免使用隱形眼鏡。

若經確認適合配戴隱形眼鏡後，則必須進行屈光檢查評估視力，並測量角膜尺寸與弧度大小，選擇適合的隱形眼鏡。此外，若不太會維持隱形眼鏡清潔、或因工作而長時間持續盯著近物、住家與定期檢查眼睛的醫療機構距離較遠等，受到生活型態或環境因素影響的人，也會被判定為不適合配戴隱形眼鏡。

切記，隱形眼鏡是醫療器材

檢查－確認眼睛的狀態

檢查淚水量與質的「淚液檢查」，檢查眼睛形狀、角膜、結膜的「眼前段檢查」與「眼底檢查」

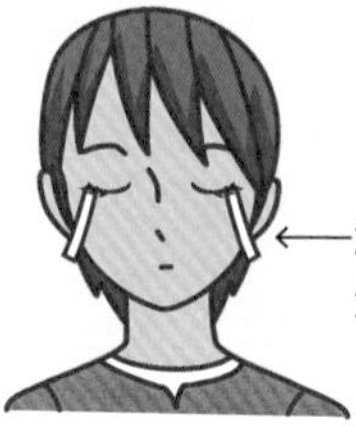
測量淚液分泌的淚液試紙

從生活型態調查是否適合配戴隱形眼鏡

■適合配戴隱形眼鏡的人■

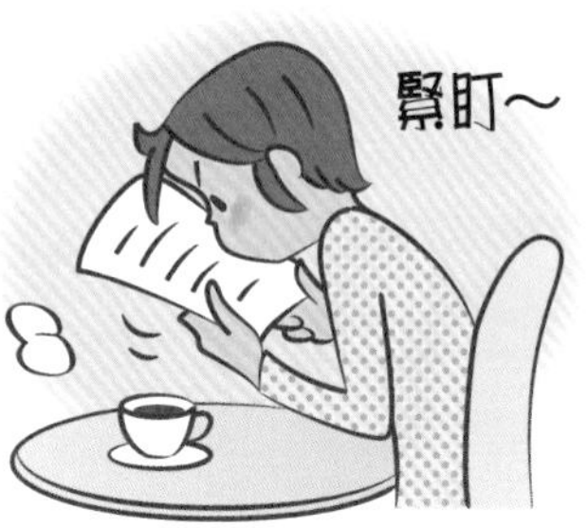
緊盯～

高度近視、左右兩眼視力差距較大、工作上不適合配戴眼鏡的人等

↓

選擇隱形眼鏡

接受屈光檢查，檢測角膜的尺寸、形狀，決定矯正的度數

↓

配戴

確認視力與淚液的狀態，製作適合自己的隱形眼鏡

■不適合配戴隱形眼鏡的人■

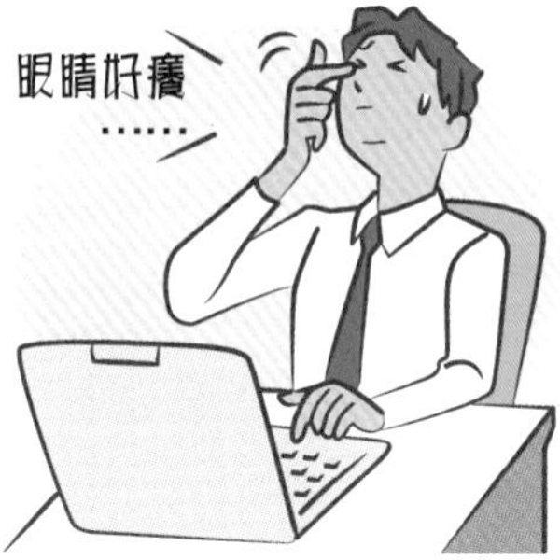
眼睛好癢……

乾眼症、作息不規律、手邊近距離工作較多、無法維持隱形眼鏡清潔的人等

↓

考慮配戴眼鏡

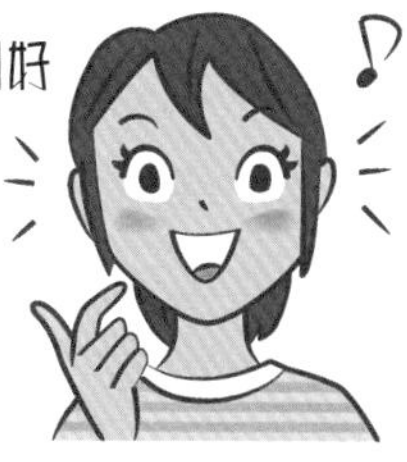
剛剛好

隱形眼鏡分為軟式及硬式。硬式隱形眼鏡正如其名，是由硬塑膠製作而成，鏡片直徑約9公厘左右，比角膜（黑眼珠）略小一些，藉由淚液膜的表面張力浮在眼球表面。矯正視力效果佳，也能清晰看見外物。而最近成為主流的硬式高透氧隱形眼鏡，由於具備透氧特性，對角膜負擔較小，若選擇高透氧型硬式隱形眼鏡，甚至能長期配戴。由於硬式隱形眼鏡是由較硬的塑膠製成，眼睛比較容易感受到粗糙的異物感，剛開始嘗試配戴硬式隱形眼鏡的人，須花點時間適應。此外，硬式高透氧隱形眼鏡比較容易產生髒污，一定要按照廠商建議方式清潔與保管隱形眼鏡。

另一方面，軟式隱形眼鏡是利用矽膠等柔軟材質製作而成，直徑約13～14公厘，會覆蓋整個角膜，因此最大特色就是配戴時感覺好像沒有戴隱形眼鏡一樣。由於軟式隱形眼鏡含有大量水分、材質柔軟，因此不易傷害角膜，也不易滑落位移，適合有運動的人配戴。不過，軟式隱形眼鏡的矯正視力效果與透氧率不及硬式隱形眼鏡。而且配戴軟式隱形眼鏡會讓人不易察覺角膜或結膜發炎，也必須留意乾眼症的問題。曾動過白內障手術的人，眼睛狀態可能也不適合使用軟式隱形眼鏡。

軟式隱形眼鏡很容易產生髒污、變形及破損，使用上必須特別注意。一般來說軟式隱形眼鏡的使用期限為一年左右，每天都必須清洗與消毒。此外，軟式隱形眼鏡也有推出拋棄式產品，使用一天或一兩週後就必須換新。日拋型隱形眼鏡最大的特色是不需要洗淨與消毒，引起感染的風險較低，一旦摘除就不可以再重複使用。

什麼樣的隱形眼鏡比較適合自己呢？

隱形眼鏡分為三種

硬式隱形眼鏡

以硬塑膠製作而成

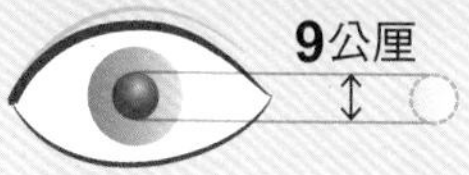

直徑約9公厘
（比黑眼珠略小）

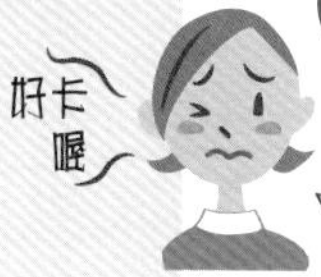

優點

- 視力矯正效果佳
- 也適合矯正散光
- 透氧率高
- 有些可以長期配戴

缺點

- 眼睛容易產生異物感
- 容易察覺到問題
- 需要洗淨以維持清潔

軟式隱形眼鏡

矽膠等柔軟材質製成

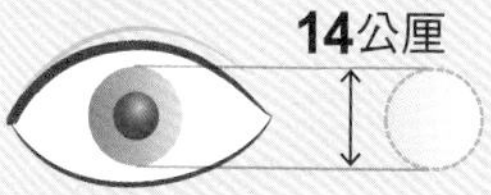

直徑約14公厘
覆蓋整個角膜

優點

- 配戴感較佳
- 不易滑落

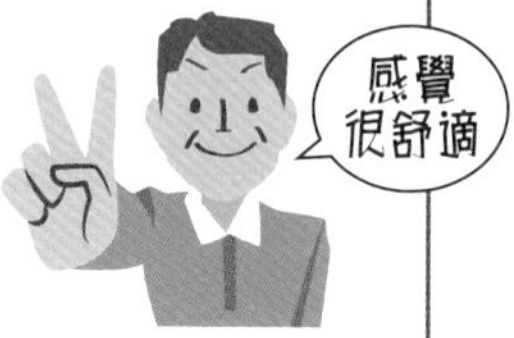

缺點

- 視力矯正效果與透氧率較差
- 容易產生髒污、破損
- 不易察覺到眼睛出現異狀

拋棄式隱形眼鏡

使用期限比較短的
軟式隱形眼鏡

※有些類型必須洗淨以維持清潔，每隔兩週或定期換新る

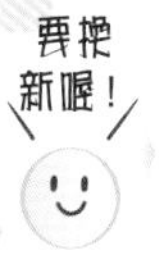

優點

- 配戴一天或一兩週後就要換新
- 引起感染的風險較低
- 不需要洗淨或消毒

缺點

- 一旦摘除就不可以再重複使用

使用手機或電腦時

長時間使用會讓眼睛與身體都非常疲憊

現在越來越多人都有眼睛疼痛、搔癢、眩光、充血等困擾，這些都是因眼睛疲勞而引起的各種症狀。我們從早上醒來開始到晚上就寢之前，生活中大部分的活動都必須仰賴視覺資訊才能完成。不僅如此，現在使用電腦、電視、手機、平板等帶有螢幕的電子儀器，機會比起以往要高出非常多。這些螢幕畫面都是由小小的光點聚集而成，就算是乍看之下柔和的線條，也是由極小的光點在一秒內反覆閃爍好幾十次所構成，才能呈現出我們眼前的畫面。

也就是說，當我們在看螢幕時，視神經會不斷受到閃爍光線所帶來的刺激。光線的刺激對於接收視神經與資訊的大腦而言是非常大的負擔。長時間使用手機或電腦後，有時眼睛會有點睜不開的感覺，或者閉上雙眼後，仍感覺到光線閃爍，就是這個原因。有些人甚至會從單純的眼睛疲勞，演變為乾眼症、視力下滑、頭痛、肩頸僵硬、噁心想吐等，全身上下都出現症狀。

不過，就算知道對眼睛不好，有些人也沒辦法大幅改善平日經常使用螢幕的生活，因為電腦、手機與電視等，已經成為現代生活中不可或缺的工具了。請大家營造出有益雙眼的環境，盡量減少眼睛的負擔。

過度用眼的現代生活

在現代生活中，長時間盯著電腦、電視、手機、平板等「螢幕畫面」已經成為新常態

螢幕會帶給眼睛的影響有……

螢幕畫面是由閃爍的光點聚集而成

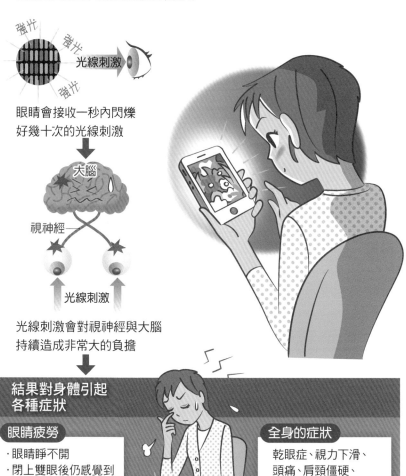

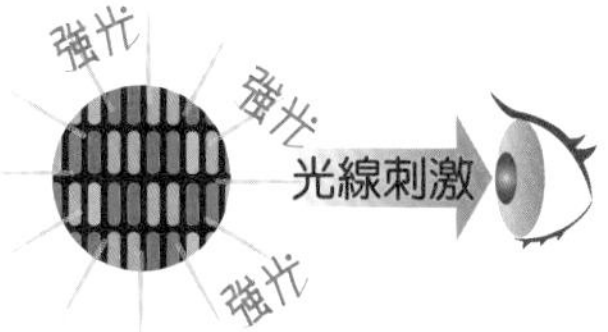

眼睛會接收一秒內閃爍
好幾十次的光線刺激

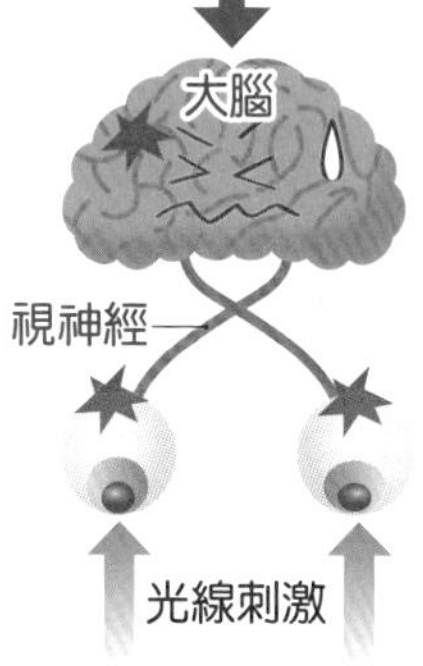

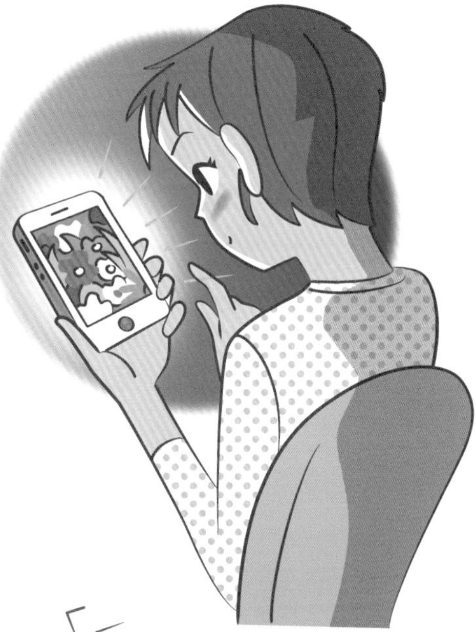

光線刺激會對視神經與大腦
持續造成非常大的負擔

結果對身體引起各種症狀

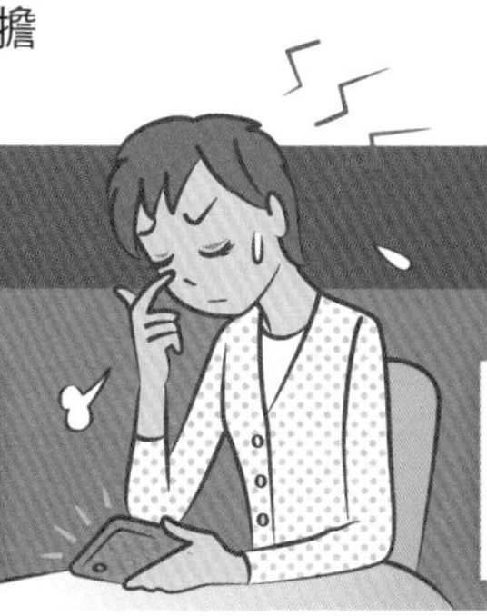

眼睛疲勞

・眼睛睜不開
・閉上雙眼後仍感覺到光線閃爍……等等

全身的症狀

乾眼症、視力下滑、頭痛、肩頸僵硬、噁心想吐……等等

要如何減少眼睛的負擔，維持清晰的視野呢？首先，可以從螢幕本身開始調整。例如筆電與電視等螢幕，在剛購入時都會設定文字與畫面非常清晰的高亮度顯示，不過，當雙眼長時間盯著亮度過高的畫面時，就會在不知不覺間對眼睛與大腦造成非常大的負擔。請大家一開始就把螢幕畫面的亮度調整得稍微暗一點吧！此外，也要記得調整文字大小。若是文字太小，眼睛必須一直緊盯著，因此請設定成易讀的大小。

在使用電腦時的姿勢也非常重要。請調整桌椅的高度，讓自己的視線稍微往下，螢幕與眼睛要保持50公分以上的距離。除此之外，使用者本身的心態也很重要。一定要避免長時間凝視電腦螢幕、保持同樣的姿勢不動，還要提醒自己眨眼睛，留意每隔一段時間就要伸展身體，讓眼睛休息一下。工作時也一樣，即使是必須長時間盯著電腦螢幕，也要找空檔穿插一些其它工作，盡量避免一直以同樣的距離盯著電腦螢幕。

另外，將房間的環境調整得舒適怡人也是一種很有效的方式。可以試著調整房間照明設備的位置、高度及明亮度。窗外照射進來的光線，則可運用百葉窗或窗簾來調整。此外，為了預防乾燥，也可以使用加濕器，讓室內的濕度維持在50％左右，偶爾也要留意打開窗戶通風，這些對保護雙眼都很重要。不過，當眼睛疲勞時，還是必須暫時停止工作，讓眼睛獲得充分的休息。

營造出有益雙眼的工作環境

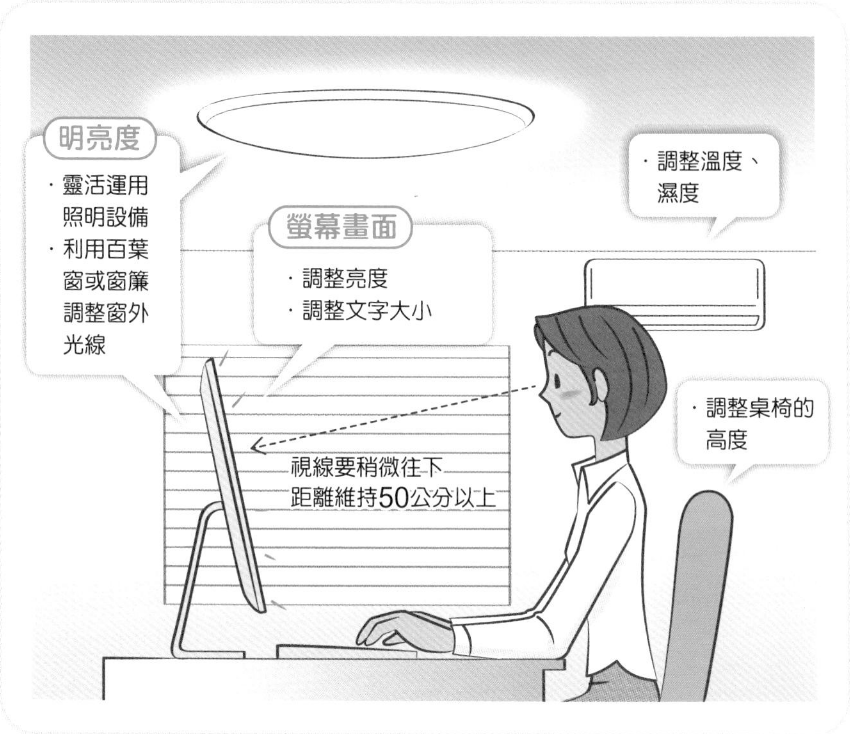
明亮度
·靈活運用照明設備
·利用百葉窗或窗簾調整窗外光線
螢幕畫面
·調整亮度
·調整文字大小
·調整溫度、濕度
·調整桌椅的高度
視線要稍微往下
距離維持50公分以上

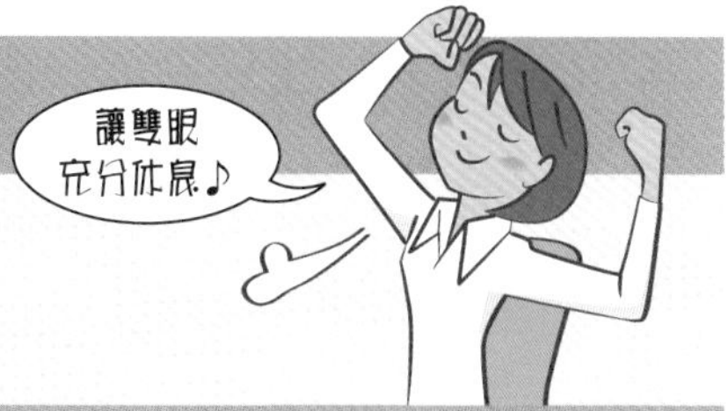
讓雙眼
充分休息♪

如果還是會感到眼睛疲憊
就要暫時停止手邊的工作

重點 每連續工作一小時，都要記得休息15分鐘

雙眼的疲勞不斷累積時

亂揉眼睛反而會帶來反效果

在使用電腦等需要大量用眼的工作時，一旦專心起來眨眼的次數自然而然就會減少。這麼一來，就很容易產生眼睛乾燥、疼痛沉重等不適。此時，負責轉動眼球的外直肌與睫狀體就是處於非常疲勞的狀態。為了消除眼睛的疲勞感，必須促進血液循環，將氧氣及營養傳送至雙眼，並排出眼周肌肉堆積的疲勞物質才行。當我們感覺眼睛疲勞時，會忍不住揉眼睛，就是因為想要舒緩眼周肌肉的緣故。不過，眼睛的構造非常複雜且細緻敏感，要是反覆地直接承受外來壓力，反而會對眼睛造成傷害，因此請盡量不要揉眼睛。

那麼，眼睛疲勞時究竟該怎麼做才好呢？利用溫度為眼睛帶來冷熱的刺激，便能有效促進眼周的血液循環。使用毛巾或蓮蓬頭都是能輕易刺激雙眼的方式。使用毛巾時，可準備兩條毛巾，用水沾濕後再輕輕擰乾。將其中一條毛巾放進微波爐，加熱到舒適的溫度後，敷在眼睛上。過一會兒，再換另敷一條用冷水降溫過的毛巾，為雙眼降溫。重複這樣的步驟好幾次，便能舒緩眼睛的疲憊感。若是使用蓮蓬頭，則要將水柱調整為溫和的力道，將溫水灑在眼周。過了一會兒後，再降低水溫為雙眼降溫。

當眼睛疼痛或充血時，有可能是發炎，因此應避免使用溫熱的毛巾或溫水為雙眼加溫。

藉由冷熱的刺激消除眼睛疲勞

「冷熱刺激」可以促進眼周血液循環，是消除眼睛疲憊的好方法

例 使用毛巾

敷上溫熱的毛巾　　　　敷上沖過冷水，再擰乾的毛巾

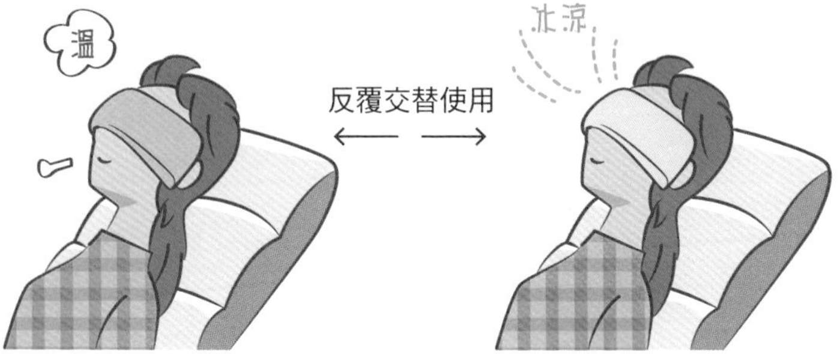

※若有疼痛感時，不要使用溫毛巾

例 使用蓮蓬頭

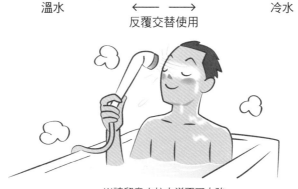

溫水　　　　冷水

反覆交替使用

※請留意水柱力道不可太強

就算感覺很舒服，也不可以直接從上方按壓眼球，因為可能會傷害到角膜等結構！！此外，每次都一定要注意溫度是否恰當！

當眼睛感到疲勞時，建議可趁工作空檔進行眼部運動或刺激眼周的穴道，舒緩不適。藉由眼球操轉動眼球，便能舒緩眼外肌，改善血液循環，達到自行保養雙眼的功效。

首先，將肩膀與頸部的力氣放盡、讓身體放鬆，只轉動眼珠移動視線。此時要注意頸部不要跟著視線轉動。一開始要稍微誇張一點地用力眨眼，接著反覆看上、看下，上下活動眼球好幾次，再以一樣的方式看向左右兩旁。接著，將注意力放到鼻樑，讓雙眼聚焦於中央。最後，從下方開始往左、上、右的順時針方向轉動眼球。不過，做得太多也不太好，只要感覺眼睛獲得放鬆後即可停止。

另一方面，按壓眼周穴道也能有效消除眼睛疲勞感。在觸碰穴道時只要感覺到輕微疼痛感、按壓起來感覺舒服即可。而穴道位置只是大概，請用手指試著找找看穴道的位置。找到穴道後，要留意別讓指甲朝向穴道，按壓時要慢慢在指尖加重力道、再慢慢放鬆，並重複按壓。以舒緩眼睛疲勞而廣為人知的穴道就是晴明穴，據說按壓此處可以促進淚液分泌，對乾眼症也很有幫助。晴明穴的位置在左右眼頭與頭骨之間的凹陷處，建議以大拇指與食指夾住兩側，給予適當刺激。此外，據說位於眉頭的攢竹穴對於眼睛疲勞、視線模糊很有幫助；位於手背大拇指與食指中間的合谷穴也能消除頸部以上的各種不適。無論如何，最重要的就是不要直接對雙眼施加壓力。另外，利用雙手手掌按壓太陽穴附近也有不錯的舒緩效果，能緩解頭皮的緊張感，也能讓視線重回清晰。

緩解因疲勞引起的眼部緊張感

眼球操

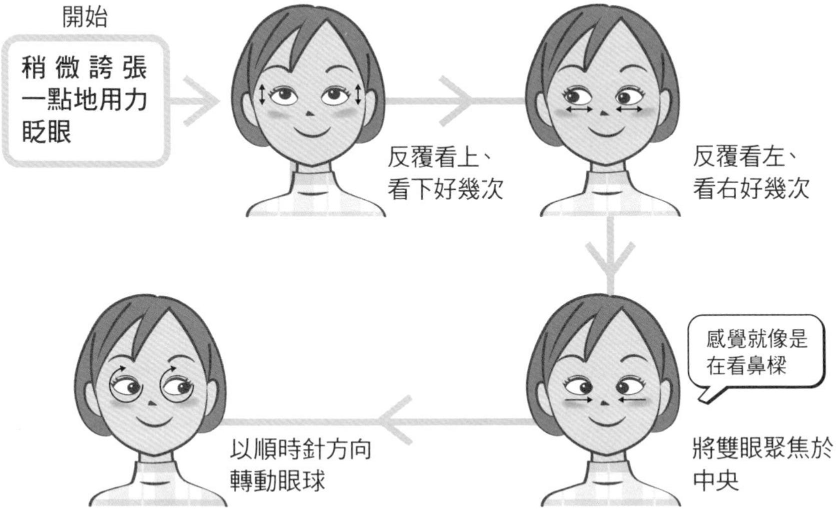
開始
稍微誇張一點地用力眨眼
反覆看上、看下好幾次
反覆看左、看右好幾次
感覺就像是在看鼻樑
將雙眼聚焦於中央
以順時針方向轉動眼球

舒緩眼睛疲勞的穴道

■按壓穴道的方式■

慢慢在指尖加重力道、再慢慢放鬆，以這樣的方式重複按壓穴道好幾次

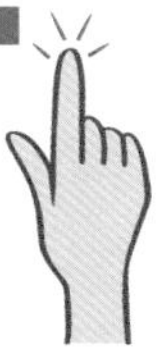

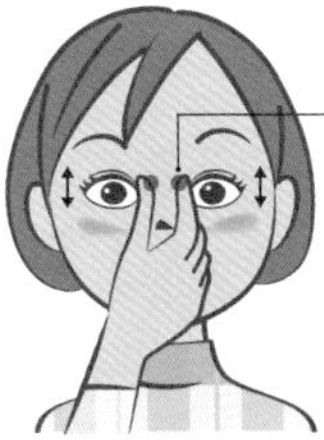

〔睛明穴〕

位於左右眼頭與頭骨之間的凹陷處。以大拇指與食指夾住這裡

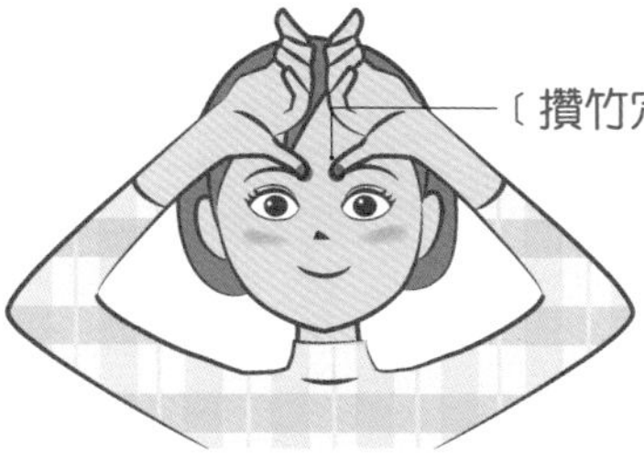

〔攢竹穴〕位於左右眉頭的凹陷處。以手指往上拉提的方式按壓這裡

〔合谷穴〕

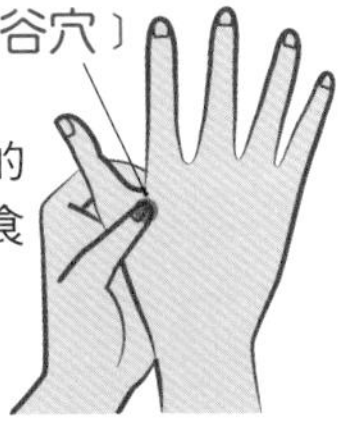

位於手背的大拇指與食指中間

對眼睛有益的飲食習慣

用心維持規律的飲食習慣

眼睛的健康其實與身體健康密不可分。像是高血壓與糖尿病等生活習慣病，都會造成血管壁變脆弱，不僅會引起眼底出血，甚至還可能造成視網膜剝離。為了預防高血壓及糖尿病等生活習慣病，一定要用心養成規律的飲食習慣。

首先，請檢視自己平時的飲食習慣。隨著年齡逐漸增長，在飲食方面是否還跟年輕時沒有兩樣？到了開始擔心白內障與青光眼的年紀之後，身體也會變得跟年輕時很不一樣。維持身體機能所需的熱量也會有所改變，年輕時暴飲暴食無所謂，但年紀大了之後就很容易受到影響。重新檢視自己的飲食習慣，不僅對眼睛有益，也能有效延緩老化。究竟要怎麼做才能養成規律的飲食習慣呢？

首先要注意的是一天要攝取三餐。早、中、晚餐的用餐時間應盡量固定，要是用餐時間不規律，就會感受到強烈的食慾，會讓人不小心飲食過量。用餐時也須留意不要吃太飽，八分飽即可。因為多餘的熱量會造成肥胖，也會連帶引起生活習慣病。鹽分攝取過量則會引起高血壓，因此用餐時也必須留意口味要清淡一些。另一方面，建議積極攝取當季食材，烹調色彩繽紛的當季食材，不僅可以攝取到均衡的營養，也讓人更容易獲得飽足感。此外，用餐時與家人朋友愉快地聊天也非常重要。

對眼睛有益的飲食習慣

養成一天三餐、均衡的飲食習慣！

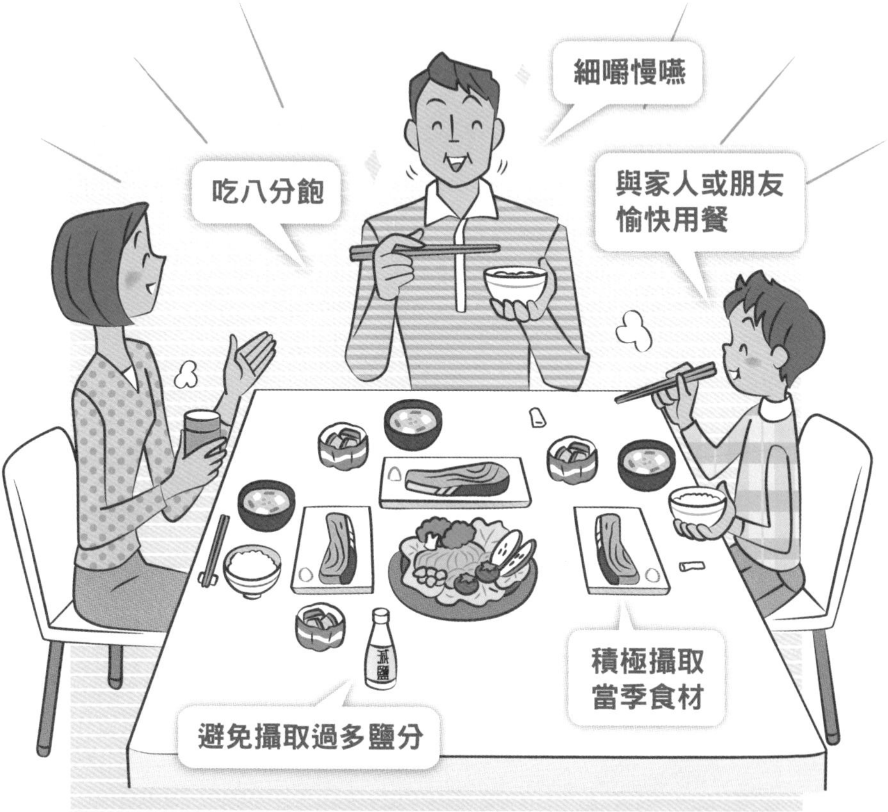
細嚼慢嚥
吃八分飽
與家人或朋友愉快用餐
積極攝取當季食材
避免攝取過多鹽分

避免罹患高血壓及糖尿病等生活習慣病，也是維護眼睛健康很重要的一環

對眼睛有益的營養素有哪些？

為了眼睛著想，建議大家可積極攝取的營養素就是維生素類。所謂的維生素就是食品中所含有的微量營養素，能幫助身體正常發揮該有的各種功能。其中，對眼睛特別有幫助的維生素就是維生素A、維生素B群及維生素C。

維生素A是一種脂溶性維生素，可以幫助促進肌膚與黏膜的新陳代謝，維持眼睛視網膜上的感光細胞、角膜細胞，以及角膜表面黏膜的健康。維生素B群則對於維持神經功能、促進細胞新陳代謝與消除肌肉疲勞很有幫助。不僅如此，還能幫助身體吸收蛋白質、維持免疫力，消除因眼睛疲勞而帶來的充血症狀。而維生素C以美肌及紓壓的功效廣為人知，其實維生素C對於膠原蛋白的生成也很有幫助。因此，維生素C可說是維持水晶體透明度不可或缺的維生素。不過，維生素C屬於水溶性，很容易排出體外，因此關鍵就在於每餐都要攝取。

除了維生素之外的營養素也很重要。我們都知道，光是攝取麵包、米飯等主食、或光吃肉、魚等，這樣不均衡的飲食習慣很不好，但其實這些食物中也含有人體必須的營養素。肉類及魚類是非常優異的蛋白質及礦物質來源。若是擔心脂質攝取過量，則攝取紅肉會比較好。魚類當中，尤其是青背魚，更富含大量的優質脂質DHA與EPA。另外，由於主食與點心很容易讓人攝取到過多的熱量及糖分，因此請盡量控制分量，避免攝取過量。

用語解說 DHA、EPA　DHA 二十二碳五烯酸、EPA 是二十碳五烯酸的縮寫。二者都是青魚所富含的不胞和脂肪酸，具有促進血液循環的健康功效。

對眼睛有益的營養素

維生素A

效果 維持細胞與黏膜的健康

肝臟、蛋、星鰻、鰻魚、胡蘿蔔、南瓜、小松菜、菠菜等

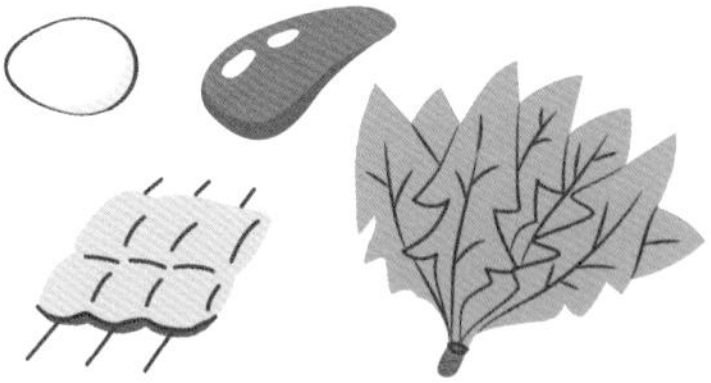

維生素B群

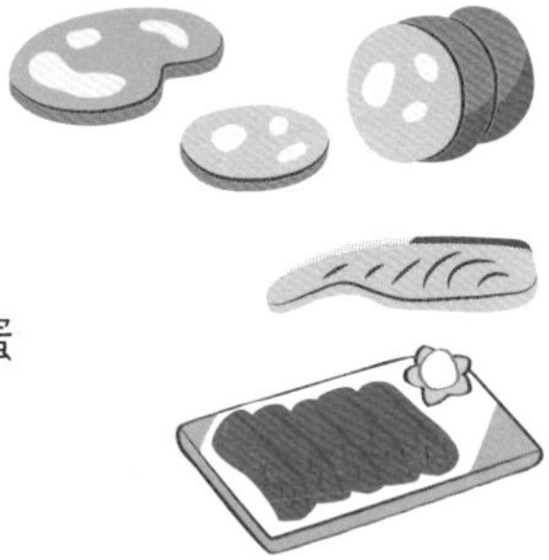

效果 消除疲勞、預防視力下滑

維生素B_1 ／里肌肉火腿、鰻魚、鯖魚
維生素B_2 ／肝臟、里肌肉火腿、鵪鶉蛋
維生素B_{12}／肝臟、豬肉、秋刀魚、鯖魚
維生素B_6 ／肝臟、鰹魚、鮪魚、大蒜

維生素C

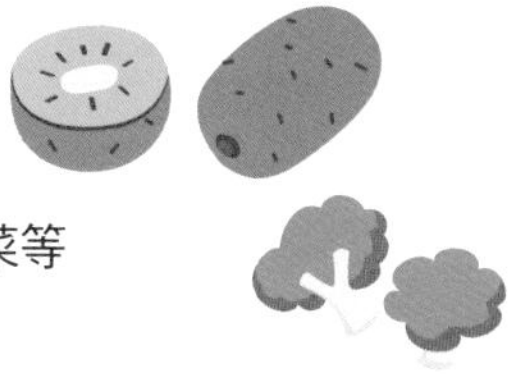

效果 保持水晶體的透明度

紅椒、奇異果、草莓、球芽甘藍、青花菜等

其它營養素

蛋白質／肉類、魚類等
DHA、EPA／青背魚

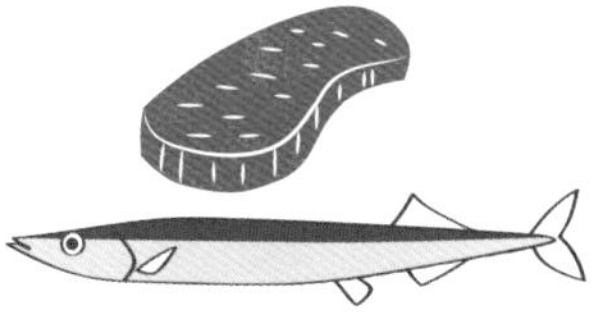

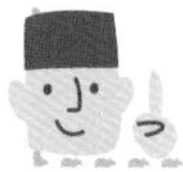

點心很容易讓人攝取到過多熱量及糖分，千萬要留意！

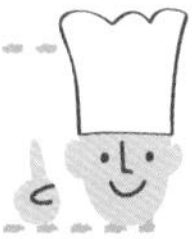

視覺障礙的支援

低視能照護

在醫學高度發展的現代，有許多以往被認定無可挽回的疾病，都可以藉由優異的治療方式及藥物獲得改善及治癒。不過，視覺障礙就算是用盡各種方法，最後都無可避免。即便還不到完全失明的程度，但會對日常生活造成阻礙的視覺障礙，我們稱之為「低視能」。

舉例來說，當青光眼惡化後，視野狹窄的問題就會越來越嚴重。因此，走路時就算看得見前進方向，卻看不清楚周圍景物，可能無法察覺到擦肩而過的行人而撞到路人；在讀報紙時也可能會找不到下一段文字的起始處。

所謂的低視能照護，就是在盡可能利用患者僅存視力的情況下，協助患者度過愉快舒適的生活。

日本各地的醫療機構都有推行低視能照護的服務（註：台灣可洽各醫療院所或愛盲基金會的低視能中心）。在低視能照護中的服務當中，會由醫師等人從醫療與福利這兩方面提供協助，幫助患者解決煩惱。接受低視能照護時，最重要的就是患者本人的意願。一定要向醫師完整傳達自己的困擾、想要做的事，還有需要什麼，才能讓自己愉快、舒適地生活下去。

利用低視能照護協助維持愉快舒適的生活

所謂的低視能照護，就是在盡可能利用患者僅存視力的情況下，協助患者度過舒適生活的服務

接受照護前……

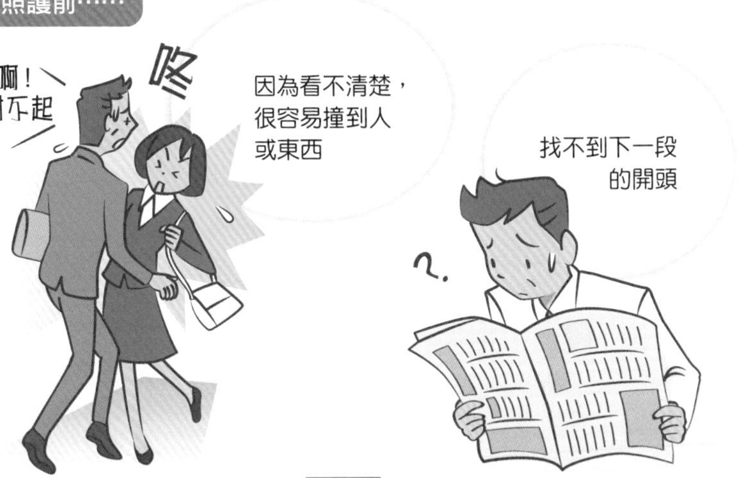
啊！
對不起
咚
因為看不清楚，
很容易撞到人
或東西
找不到下一段
的開頭
?.

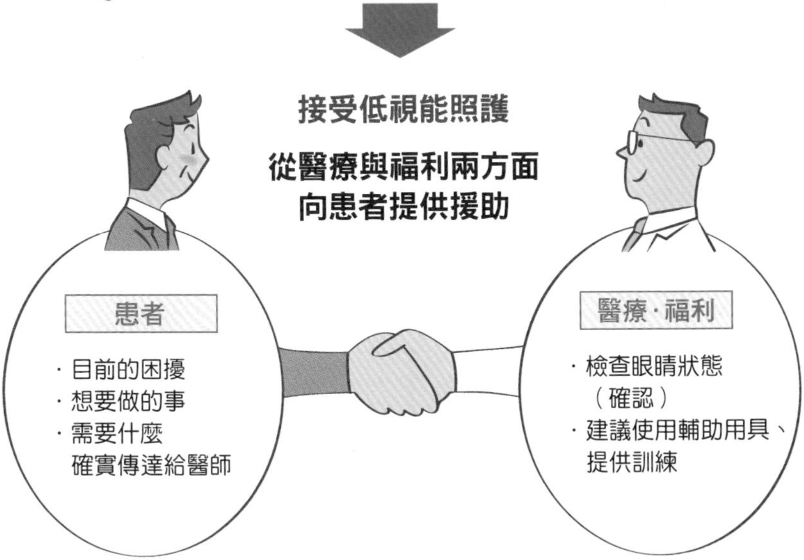
接受低視能照護
從醫療與福利兩方面
向患者提供援助
患者
· 目前的困擾
· 想要做的事
· 需要什麼
確實傳達給醫師
醫療‧福利
· 檢查眼睛狀態
（確認）
· 建議使用輔助用具、
提供訓練

最具代表性的低視能困擾就是視覺功能低下。低視能者會需要使用放大鏡或閱讀放大鏡等工具。只要使用凸透鏡，就像是在用放大鏡看小東西時一樣，可以將物品放大。如果是因為近視或散光等造成屈光異常，要先使用眼鏡或隱形眼鏡來矯正視力。屈光異常現象若置之不理，光是使用放大鏡或閱讀放大鏡，也只是把模糊的狀態放大而已，並不能讓自己清晰看見物品。

放大鏡分為好幾種度數，度數越高、放大的倍率就會越高，不過，隨著度數增加，看得見的範圍也會越來越小。在閱讀報紙或書籍等手邊的讀物時，會使用到手持式放大鏡或桌上型放大鏡；出門在外需要放大遠處景物時，則會需要使用弱視眼鏡或單眼望遠鏡。請大家依照自己的視力、以及想要看見的物品，分別選擇適合的度數。

另一方面，在閱讀報紙或書籍時，使用放大鏡只能放大特定的小範圍，常會令人感到不便。這種時候不妨將想要閱讀的區塊掃描或拍照下來，放在電視或電腦放大觀看。這樣，不僅能隨意放大、還能反轉黑白色彩，非常方便。此外，專為閱讀所研發出的「手機專用閱讀放大鏡」，還有像是手機、平板等相機與螢幕合而為一的產品，使用與攜帶起來都很方便。萬一視力低下，訓練自己找到合適的方法觀看物品也是一種很有效的辦法。舉例來說，若是眼睛中心區域有視野缺損的情形，就可以練習觀看周圍仍保有視力的部分，稱為偏心注視，只要反覆練習，就能漸漸習慣這樣的觀看方式。

選擇適合的工具，解決視力低下的問題

依照當下場景選擇適合的工具

想要看清楚文字
想要看清楚近物

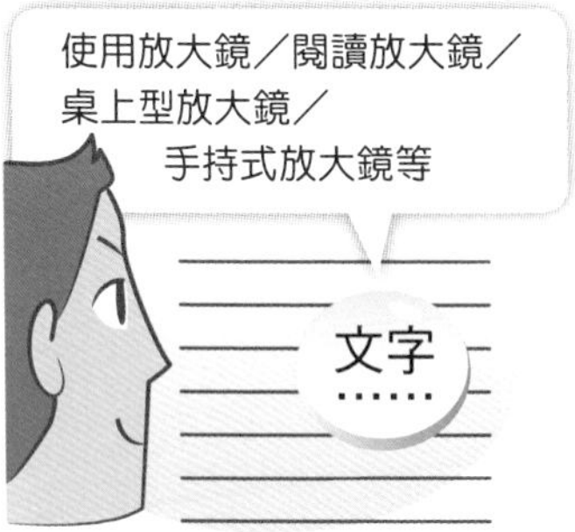

想要看清楚列車時刻表的小字或紅綠燈燈號

5 25 3
使用弱視眼鏡／
單眼望遠鏡等
弱視眼鏡
單眼望遠鏡

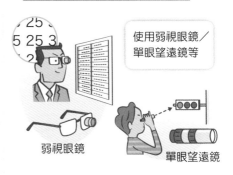

想要閱讀文章

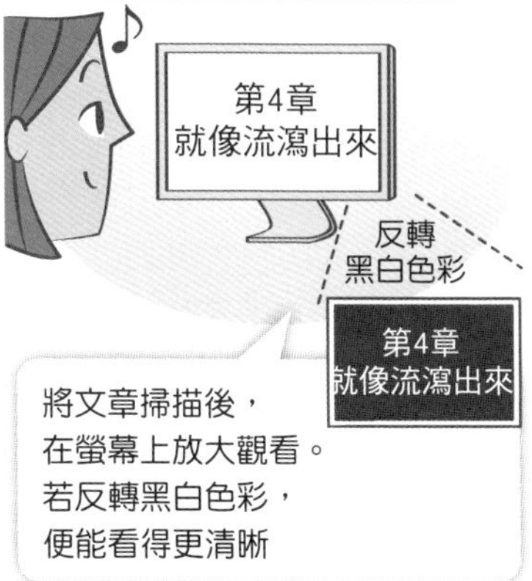

想在外面閱讀書籍

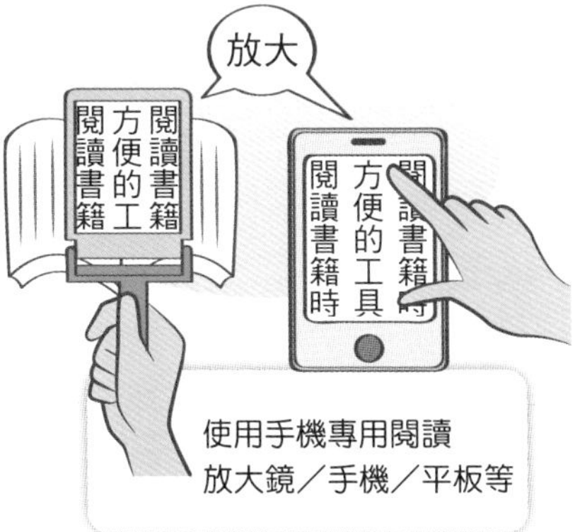
放大
使用手機專用閱讀
放大鏡／手機／平板等

何謂偏心注視？

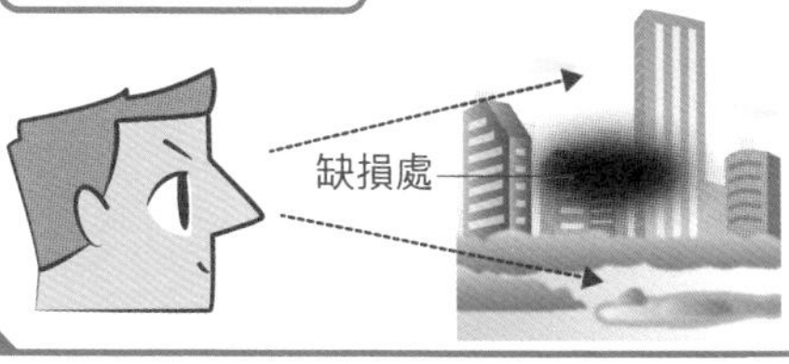

視野缺損的人要練習觀看周圍仍保有視力的部分，眼睛會漸漸習慣這樣的觀看方式

如果是仍保有一定視力，只是視野變得越來越狹窄的低視能者，又該如何解決視力的問題呢？

視野變得越來越狹窄的人該使用的是縮小鏡，縮小鏡與放大鏡正好相反，是利用凹透鏡將大範圍縮小，可以讓物品看起來變小，因此適合仍保有一定視力的人使用。如果是視野狹窄、視力也下滑的人，則要先配戴眼鏡矯正視力後，再使用縮小鏡。還有，若將單眼望遠鏡反過來使用，也能發揮跟縮小鏡一樣的效果，讓人看見大範圍的景物。此外，也可以使用稜鏡取代縮小鏡來觀看大範圍景物。稜鏡片也會安裝在眼鏡上使用，不過，雖然稜鏡片可以讓人看到大範圍景物，但卻會讓物體的實際位置產生誤差，在使用前必須先進行訓練才能適應。

另外，還有別的方法可以讓人在不使用工具的情況下，就能看見大範圍景物，那就是「掃視」，也就是慢慢增加視野、讓自己看清楚大範圍景物的方法。由於仍保有可視範圍，因此只要慢慢移動可視範圍的視線，仔細讀取環境資訊，便能掌握前方的整體情況。只要接受有系統的訓練，就能透過掃視的方式加強自己的視力。由於不需要利用工具就能看得清楚，因此心理上的負擔也比較小，若能學會掃視的技巧，即使獨自一人也能安心外出。

用語解說　稜鏡片　由於稜鏡片的特色是能曲折光線的方向，可以修正斜視等視線偏差，讓成像產生位移。

靈活運用剩餘視野的方法

使用縮小鏡

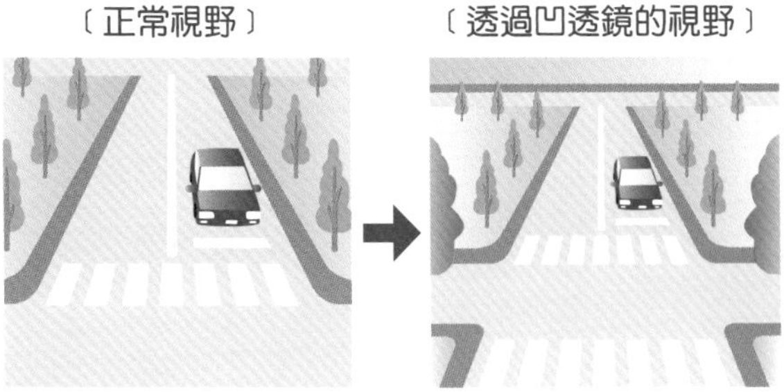

可以讓人看到大範圍的景物（將單眼望遠鏡反過來使用，也能發揮一樣的效果）

※如果是視野狹窄、視力也下滑的人，則要先配戴眼鏡或隱形眼鏡矯正視力後，再使用縮小鏡

使用稜鏡

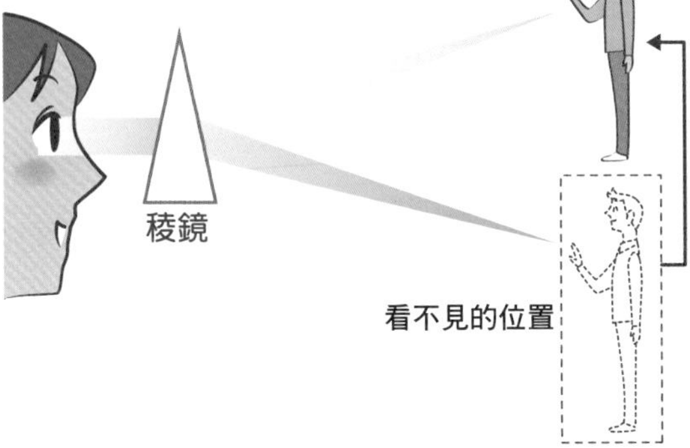

將看不見的成像位置移動到看得見的位置

※須留意成像位置與實際不同

掃視

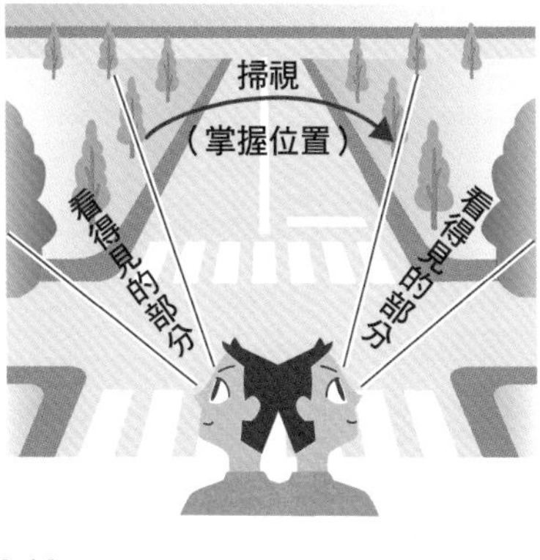

慢慢移動自己看得見的範圍，讓自己「掌握整體景物」的方法。只要透過有系統的訓練，便有望加強自己的視力

其它的低視能照護

為了順利度過日常生活，還有很多其它的低視能照護方式可以運用。

首先要介紹的是在室內行動時的低視能照護。在閱讀文字時，可以使用閱讀放大鏡或放大鏡、以電腦及平板等放大文字，或是利用影印機反轉黑白色彩，讓文字變得更容易讀。此外，在書寫文字時也可以利用白色墨水的筆寫在黑紙上，便能跟著上方的文字順利書寫。另一方面，也許現在暫時還用不上，不過若是視覺障礙逐漸惡化的人，不妨開始學習點字會比較好。在用餐時，建議選用與料理色澤呈現對比的餐具，便能讓用餐過程更加順利。此外，家裡如果有樓梯等會產生高低落差的地方，一定要貼上色彩鮮豔的膠帶等，才能預防因走路不穩引起的跌倒。

離開室內外出前，必須先接受外出時的訓練。先練習抬起手臂與手腕的「防禦姿勢」等，走路時，萬一有東西突然從四面八方襲擊時，才能保護自己的身體。在各地醫療機構或福祉中心都有提供步行訓練的協助，可以請眼科醫師幫忙介紹前往。在戶外感到眩光時，要使用太陽眼鏡或遮光眼鏡。遮光眼鏡可以去除造成眩光的白色刺眼光線，讓物體的對比程度變得更加清晰。若能搭配帽子或遮陽帽一起使用，也能同時預防陽光與紫外線曝曬過多。

請大家試著將這些方法與訓練融入日常生活中，保有良好的生活品質吧！

用語解說

遮陽帽　可以遮陽的帽子，只有前緣的部分比一般帽子還要大上許多，在網球或高爾夫球等運動場合經常會使用到遮陽帽。

有助於日常生活的低視能照護

閱讀、書寫文字

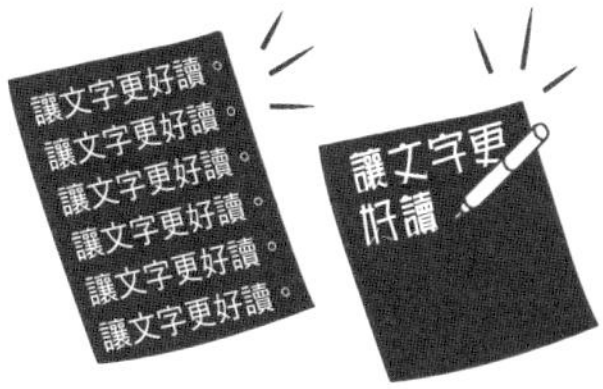

反轉黑白色彩可以讓文字變得更清晰好讀。書寫文字時也可以利用白色墨水筆寫在黑紙上，像這樣花點心思就可以跟著上方的文字順利書寫

飲食方面的技巧

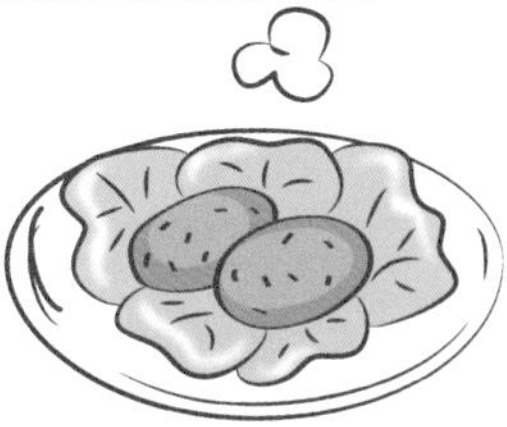

讓餐點與餐盤呈現對比色，便能令用餐過程更加順利

樓梯

在樓梯邊緣貼上色彩鮮豔的膠帶，讓人在樓梯上移動時更加安全

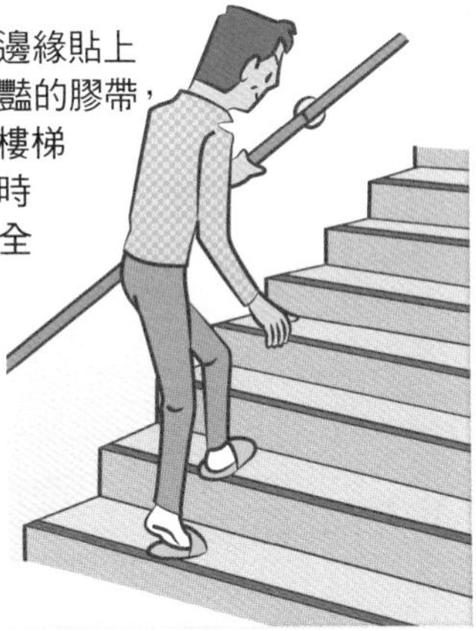

採取防禦姿勢

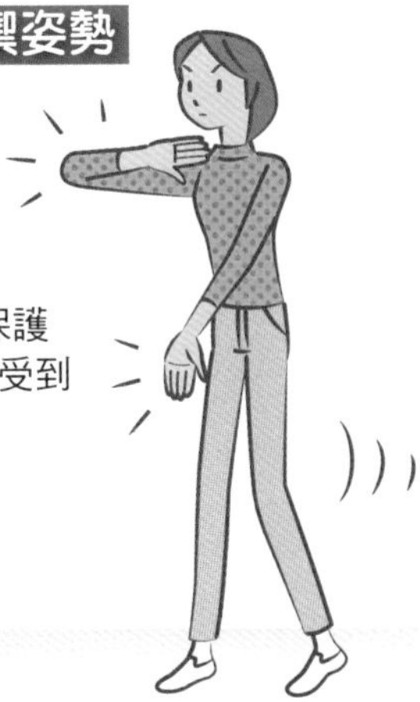

在走路時保護身體，避免受到異物侵襲

阻隔刺眼光線

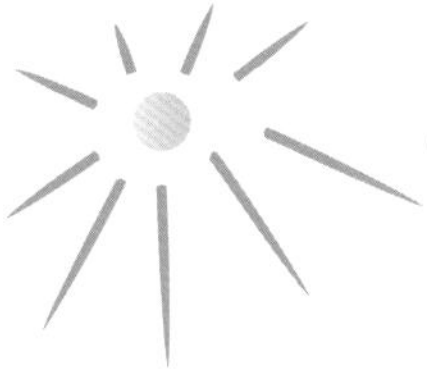

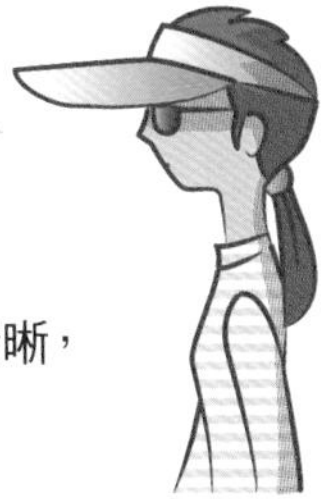

太陽眼鏡、遮光眼鏡
帽子或遮陽帽
→ 讓物體的對比程度變得更加清晰，整體視野不會變暗

善用雙眼過著充實的生活，擁有充滿活力的人生！

平時就要努力維持雙眼的健康

眼睛是維繫日常生活非常重要的器官。我們都是透過視覺來接受大部分的外界資訊，若視覺上出現問題，就會對日常生活造成極大的負擔。

不過，即使是眼睛不方便的人，只要稍微花點心思利用工具，就能順利改善生活。千萬不要放棄雙眼、勉強遷就過活，而是應該思考該如何盡量運用現有的能力，盡可能增加自己可以做到的範圍，這才是迎接充實人生最重要的關鍵。與其因為視覺障礙而過著自暴自棄的生活，不如向專家諮詢、利用公共資源，積極過好人生。

建議大家把目標放在興趣、旅行、閱讀喜愛的書籍等自己感興趣的事物上，便能產生動力主動接受訓練、找到適合的工具並靈活運用。此外，也要意識到必須守護自己現有的視力，這點相當重要。無論是白內障或青光眼，都是會以某種形式跟隨自己一輩子的疾病。因此在日常生活中必須時時考量到眼睛健康，過著有益雙眼的生活，對往後的人生也會非常有幫助。

除了眼睛之外，大多數人可能也會同時有其它身體器官的健康問題需要擔心。由於別的身體疾病可能會造成眼睛狀態惡化、或是導致眼睛治療上的困難，因此維護全身健康也跟維繫良好視力密不可分。請大家千萬不要放棄，不屈不撓地享受積極明亮的人生吧！

參考文獻

- **《別讓視力老太快！40 歲起必讀，白內障、青光眼、眼睛疲勞、視力降低的保健與治療》**
（Bissen- 宮島弘子、旗標科技股份有限公司、2015 年 1 月）
- **《図解やさしくわかる目の病気　白内障、緑内障、加齢黄斑変性》（暫譯：《圖解簡單好懂的眼睛疾病　白內障、青光眼、老年性黃斑部病變》）**
（小沢忠彦監修、Natsume 社、2017 年 11 月）
- **《緑内障診療ガイドライン（第 4 版）》（暫譯：《青光眼診療準則（第 4 版）》）**
（日本青光眼學會青光眼診療準則製作委員會、2018 年 1 月）
- **《ぜんぶわかる人体解剖図》（暫譯：《全面掌握人體解剖圖》）**
（坂井建雄、橋本尚詞、成美堂出版、2015 年 2 月）

Dr.Me HD0195

全彩圖解　白內障、青光眼保健事典
——守護視力的眼睛保健知識&診治新知

監　　修／宮島弘子 Bissen
翻　　譯／林慧雯
選　　書／梁瀞文
責任編輯／梁瀞文

行銷經理／王維君
業務經理／羅越華
總 編 輯／林小鈴
發 行 人／何飛鵬
出　　版／原水文化
台北市民生東路二段 141 號 8 樓
電話：02-2500-7008　傳真：02-2502-7676
網址：http://citeh2o.pixnet.net/blog　E-mail：H2O@cite.com.tw
發　　行／英屬蓋曼群島商家庭傳媒股份有限公司城邦分公司
台北市中山區民生東路二段 141 號 2 樓
書虫客服服務專線：02-25007718；02-25007719
24 小時傳眞專線：02-25001990；02-25001991
服務時間：週一至週五上午 09:30-12:00；下午 13:30-17:00
讀者服務信箱 E-mail：service@readingclub.com.tw
劃撥帳號／ 19863813；戶名：書虫股份有限公司
香港發行／香港灣仔駱克道 193 號東超商業中心 1 樓
電話：852-2508-6231　傳眞：852-2578-9337
電郵：hkcite@biznetvigator.com
馬新發行／城邦（馬新）出版集團 Cite (M) Sdn Bhd
41, Jalan Radin Anum, Bandar Baru Sri Petaling,
57000 Kuala Lumpur, Malaysia.
電話：603-9056-3833　傳眞：603-9057-6622
電郵：services@cite.my

插　　畫／コミックスパイラる、（株）イオック
美術設計／鄭子瑀
製版印刷／卡樂彩色製版印刷有限公司
初　　版／ 2023 年 3 月 14 日
定　　價／ 420 元

城邦讀書花園
www.cite.com.tw

ISBN：978-626-7268-14-8（平裝）
ISBN：978-626-7268-17-9（EPUB）

國家圖書館出版品預行編目資料

全彩圖解白內障、青光眼保健事典 / 宮島弘子 Bissen 監修；林慧雯譯 . -- 初版 . -- 臺北市：原水文化出版：英屬蓋曼群島商家庭傳媒股份有限公司城邦分公司發行，2023.03

面；　公分 . --（Dr.Me；HD0195）

譯自：ウルトラ図解 白内障・緑内障

ISBN 978-626-7268-14-8（平裝）

1.CST: 眼部疾病　2.CST: 視力保健

416.7　112001719